Kliniktaschenbücher

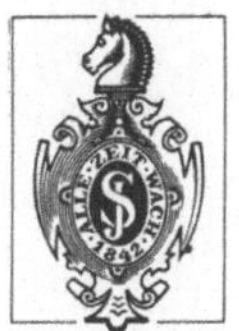

Hermann Michel

Poliklinischer Leitfaden der Klinischen Allergologie

Springer-Verlag
Berlin Heidelberg New York
London Paris Tokyo

Professor Dr. med. Hermann Michel
Arzt für Innere Medizin
Freie Universität Berlin

Meiner Ehefrau Marianne gewidmet

ISBN-13: 978-3-540-11659-2   e-ISBN-13: 978-3-642-68646-7
DOI: 10.1007/978-3-642-68646-7

CIP-Kurztitelaufnahme der Deutschen Bibliothek. *Michel, Hermann:* Poliklinischer Leitfaden der klinischen Allergologie / Hermann Michel. – Berlin; Heidelberg; New York; London; Paris; Tokyo: Springer, 1987 (Kliniktaschenbücher)

Fotosatz: Brühlsche Universitätsdruckerei, Gießen
Offsetdruck: Heenemann, Berlin; Bindearbeiten: Lüderitz & Bauer, Berlin
2127/3020-543210

Geleitwort

Nach langjähriger ärztlicher, klinischer und akademischer Tätigkeit legt Professor Dr. Hermann Michel einen poliklinischen Leitfaden seines Gebietes vor. Gerade zum jetzigen Zeitpunkt ist dies besonders zu begrüßen, da

- inzwischen die Grundlagen der theoretischen Immunologie vertieft und erweitert werden konnten,
- die angewandte klinische Immunologie heute ein immer größer werdendes Areal einnimmt,
- die praktische Diagnostik festere Formen gewonnen hat und klare Wege geht,
- die Therapie eine Unterscheidung zwischen Notwendigem und Gesichertem gegenüber vielem nur Beiläufigen oder gar Überflüssigen vornehmen kann.

Hier von einem praktisch Erfahrenen an die Hand genommen zu werden, ist eine große Hilfe, die den Kranken zugute kommen wird.

Professor Michel weiß als besonderer Kenner der praktischen Allergie-Diagnostik über Nutzen, Stellenwert und Nebenwirkungsgefahren diagnostischer Hauttestungen aus eigener täglicher Erfahrung zu berichten. Besondere Sachkenntnis auf dem Gebiet der Arzneimittelallergien machte ihn zum Mitarbeiter an dem Buch „Erkrankungen durch Arzneimittel" von Rahn.

Seine reichen, umfassenden Erfahrungen auf dem Gebiet der klinischen Allergologie hat Professor Michel an den Kliniken Charlottenburg und Steglitz von 1956 bis 1982 unter den Professoren Bartelheimer, Schettler und Schwab gesammelt. Professor Dr. Hermann Michel war Schüler eines großen Pioniers der klinischen Allergologie, des Internisten Dr. Kämmerer (München). Davon zeugt auch das jetzt in dritter Auflage vorliegende Buch „Allergische Diathesen und allergische Erkrankungen", an dem Michel wesentlich beteiligt ist.

Professor Michel ist Lehrbeauftragter für Innere Medizin im Fachbereich Zahn-, Mund- und Kieferheilkunde. Dieser Leitfaden wird aufgrund seiner allgemeinen internistischen differentialdiagnostischen Gesichtspunkte nicht nur Klinikern und niedergelassenen Ärzten, sondern auch Fachärzten aus dem großen Umkreis zahnärztlicher Tätigkeiten willkommen sein.

Ich bin sicher, daß das Buch eine gute Aufnahme und weite Verbreitung finden wird und seinen Weg zum Nutzen von Ärzten und Kranken, von Lehrern und Schülern machen wird.

Tübingen, im Herbst 1987   H. E. Bock

Vorwort

Der klinische Begriff „Allergie" umfaßt kein klar definiertes Krankheitsbild mit typischer Anamnese, eindeutigen Symptomen und charakteristischem Verlauf. Jeder allergischen Reaktion geht eine Sensibilisierung mit anschließender Antigen-Antikörper-Reaktion voraus. Bei erneuter Antigenzufuhr wird das allergische Krankheitsbild wieder ausgelöst. Allergische Krankheiten können auch als Folge anderer nicht-allergischer Pathomechanismen ein allergiespezifisches oder -typisches Mimikry aufweisen. Auf der anderen Seite können unspezifische Umgebungsfaktoren weiterhin zu einem nicht-allergischen Ablauf der zu Anfang typisch allergischen Erkrankung führen.

Die Allergologie ist ein fachübergreifendes Gebiet; es gibt kaum einen medizinischen Bereich, in dem klinisch charakteristische Allergien nicht vorkommen oder diagnostiziert werden.

Eine Allergie-Poliklinik als selbständige Abteilungseinheit an einer Universität oder als Sondersprechstunde einer Medizinischen Poliklinik hat wichtige Aufgaben in der klinischen Diagnostik und Differentialdiagnose bei dem Kontakt mit den überweisenden niedergelassenen Ärzten zu erfüllen.

Der vorliegende poliklinische Leitfaden soll den Kollegen in Kliniken und Krankenhäusern sowie den Ärzten in der Praxis Hinweise und Leitlinien für eine schnelle Diagnostik unter differentialdiagnostischen Erwägungen geben, ohne daß komplizierte Funktionsanalysen und serologische Tests zur Diagnosestellung notwendig sind. Eine 25jährige spezielle poliklinische Erfahrung hat den Autor motiviert, diesen Leitfaden – systematische Lehrbücher der klinischen Allergie sind zahlreich vorhanden – für die Handbibliothek des Arztes zu verfassen.

Herr Dr. J. Wieczorek, Springer-Verlag, hat nach genauer Kenntnis des Buches von H. Kämmerer und H. Michel „Allergische Diathese und allergische Erkrankungen" (J. F. Bergmann Verlag, München, 1956) die Anregung gegeben, den Kämmererschen Diathesebegriff an einem poliklinischen Untersuchungsgut modern und neu zu definieren. Ich bin Herrn Dr. Wieczorek sehr dankbar, daß er mit viel Geduld und Ausdauer dieses Vorhaben gefördert und jetzt zu einem guten Ende gebracht hat. Für die Vorbereitungen zur Drucklegung danke ich ebenso den Mitarbeitern des Springer-Verlages.

Berlin, im Herbst 1987   H. Michel

Inhaltsverzeichnis

1 Einleitung

1.1 Die allergische Reaktion und die allergische Krankheit

Die allergische Reaktion bzw. das klinische Äquivalent einer allergischen Krankheit läuft in zwei Ebenen ab: Die erste Ebene ist der grundlegende Mechanismus der Sensibilisierung durch eine primär körperfremde oder sekundär körperfremd gewordene Substanz, die unter bestimmten, vorwiegend im Organismus liegenden Voraussetzungen zu einem Antigen wird. Die reaktive Antwort des sensibilisierten Organismus ist die Produktion von *Antikörpern* und bei Neuzufuhr des gleichen Antigens die *Antigen-Antikörperreaktion,* die als *allergische Reaktion* klinisch in Erscheinung tritt. Die andere, zweite Ebene ist die *allergische Krankheit,* die im allgemeinen mit einem bunten Symptomenbild auftritt. Der Arzt hat sich in seiner Sprechstunde mit den drei Problemkreisen zu beschäftigen, die die klinischen Konsequenzen der allergischen Reaktion darstellen:

Mit der Umwelt, der Umgebung des Patienten, in der die sensibilisierenden Antigene vorhanden sind,
- mit dem Patienten selbst, seinem Immunsystem und seinem „individuellen Reaktionsvermögen" diesen Antigenen gegenüber und
- mit den Grenzflächen als Stellen des Kontaktes zwischen Außen- und Innenwelt (Wortmann).

Mit anderen Worten, der Allergologe hat in seiner poliklinischen Sprechstunde die Aufgabe, diese eben genannten beiden Ebenen der allergischen Reaktion und der allergischen Krankheit unter Berücksichtigung der drei Problemkreise durch seine Diagnostik zu koordinieren und die entscheidende Therapie daraus abzuleiten.

1.2 Zusammenarbeit von niedergelassenem Arzt und Poliklinik

Ein fachübergreifendes Verständnis mit guter kollegialer Zusammenarbeit von niedergelassenem Arzt und poliklinisch tätigem Allergologen ist daher auf diagnostischem und therapeutischem Gebiet unbedingt notwendig. Eine exakte allergologische Diagnostik ist um so wichtiger, als allergische und nicht-allergische Mechanismen gegeneinander abzugrenzen sind und die Patienten häufig dazu neigen, unspezifische, uncharakteristische Beschwerden und Symptome, die schwer einzuordnen sind, als „Allergien" anzusehen. Aber auch die Ärzte unterliegen nicht allzu selten der Versuchung, Symptome, Krankheitszeichen und Befunde, die nicht gedeutet werden können und die nicht korrelieren, unter dem Sammelbegriff einer *Allergie* unterzubringen. Bekanntlich treten allergische Erkrankungen in all den Organen und Organsystemen auf, die aufgrund morphologischer, biochemischer, pathophysiologischer und immunologischer Eigentümlichkeiten befähigt sind, die kurz skizzierten allergischen Reaktionen ablaufen zu lassen. Es ist daher verständlich, daß die ärztliche Beschäftigung mit allergischen Krankheiten nicht auf ein Fachgebiet spezialisiert ist, sondern daß die klinische Allergologie ein interdisziplinäres medizinisches Fach darstellt. So könnte eine „allergisch" fehlgedeutete, aufgrund anamnestischer Hinweise vermutlich vasomotorische Rhinitis, die gut auf Antihistaminika anspricht, durch den Hausarzt behandelt werden, während therapieresistente allergische Rhinopathien, ausgelöst und unterhalten durch zahlreiche Allergene, die Mitarbeit eines Allergologen benötigen. Wichtige Gesichtspunkte dieser Zusammenarbeit sind daher:

- Der Hausarzt kennt die Grenzen seiner diagnostischen und therapeutischen Möglichkeiten, und er überweist einen Patienten zu einem Allergologen.

  Das wird er aber dann nur bereitwillig tun, wenn der Allergiespezialist nach Stellung der Diagnose den Patienten zum Hausarzt unter rechtzeitiger und baldiger Übersendung eines Berichtes mit therapeutischen Vorschlägen rücküberweist.

Es genügt nicht, auf dem hausärztlichen Überweisungsschein zu vermerken „z. B. Allergie" oder „pathologisch erhöhter RAST", sondern es sollten stichwortartig eine Beschreibung der Symptome unter Berücksichtigung jahreszeitlicher Faktoren, fraglicher Zusammenhänge der Symptome mit familiären und beruflichen Belastungen und schließlich kurze Angaben über die bisherige mehr oder weniger erfolgreiche Therapie verzeichnet sein. Auch ist es für den beratenden Allergologen hilfreich, Auskunft über die allgemeinen Wohnverhältnisse, die Gegenwart von Haustieren oder anderen möglichen Allergenen und schließlich die Verhaltensweisen bzw. Reaktionen der Familienmitglieder zu bekommen.

Vom Allergologen muß erwartet werden, daß er eine detaillierte Allergie-Anamnese aufnimmt und daß er über die Verteilung und Konzentration pathogener Allergene in der näheren und weiteren Umgebung des Patienten Bescheid weiß. Untersuchungen wie Hauttests und spezielle immunologische Tests, wie zum Beispiel *Radio*allergen-*S*orbent-*T*est (RAST), müssen dann – darauf wird immer wieder hingewiesen – unter Berücksichtigung der Anamnese und anderer Untersuchungsergebnisse interpretiert werden.

Alle diese Ergebnisse sollte der beratende Polikliniker dem überweisenden behandelnden Hausarzt zusammen mit Vorschlägen zur medikamentösen Behandlung und gegebenenfalls zur Hyposensibilisierung mitteilen. Die Behandlung sollte dann im gegenseitigen Einverständnis eingeleitet werden. Der Allergologe kann aber auch – wenn er die Injektionen selbst vornehmen will, genügend Kenntnisse besitzt und interkurrente Reaktionen intensivmedizinisch beherrscht – die Weiterbehandlung entweder selbst übernehmen oder dem Hausarzt überlassen. Es hat sich bewährt, speziell bei Nebenreaktionen und Dosierungsfragen während einer spezifischen Hyposensibilisierung eine Telefonsprechstunde für Hausärzte und Patienten an festgelegten Wochentagen und zu bestimmten Tageszeiten, vorwiegend zu den Sprechstundenzeiten, einzurichten.

Es ist selbstverständlich, daß Allergeninjektionen und Läppchenproben bei Testungen und bei der Immuntherapie niemals zu Hause durchgeführt werden sollten, auch nicht von Ärzten oder ausgebildetem ärztlichen Hilfspersonal.

Vielen wird dieser *Ärzte-Knigge* über den kollegialen Umgang des überweisenden Hausarztes und des beratenden poliklinischen

Allergologen eine Selbstverständlichkeit sein, dennoch kommt es vor, daß die Patienten entweder aus kassentechnischen oder wissenschaftlichen Gründen (Dissertation) in der Poliklinik zurückgehalten und nicht mehr zur Weiterbehandlung dem Hausarzt zurücküberwiesen werden.

2 Allgemeine Klinik

2.1 Klinische Konstitutionspathologie des Allergikers

Familiäre Häufigkeit und Vererbung allergischer Erkrankungen müssen unter den neuen Gesichtspunkten der Immungenetik und Immunchemie betrachtet werden; die historischen, teilweise „veralteten" Begriffe der Konstitution, Disposition und Diathese besitzen aber besonders in der allgemeinen Praxis doch eine gewisse Bedeutung.

Es ist eine bekannte Tatsache, daß von einer bestimmten Anzahl Menschen, die unter annähernd gleichen Bedingungen lebt und gleichen Einwirkungen – d. h. äußeren Ursachen – ausgesetzt ist, nur ein relativ geringer Prozentsatz sensibilisiert wird und dann bei Kontakt mit dem gleichen Antigen allergisch reagiert. Bei gleichen äußeren Bedingungen ist eine besondere Körperverfassung mitverantwortlich, die in manchen Generationsfolgen gehäuft auftritt und die dafür spricht, daß es sich um eine konstitutionell vererbbare Anlage handelt.

2.1.1 (Allergische) Konstitution – (allergische) Disposition

Es ist wichtig, auf die Bedeutung der *Konstitution* für Manifestation allergischer Erkrankungen einzugehen. Konstitution ist die Allgemeinverfassung in morphologischer und funktioneller Hinsicht; nach Schade entspricht sie – weitgehend mit dem Phänotyp – dem durch nachhaltige Umwelteinflüsse modifizierten Genotyp. Siebeck spricht von relativ dauernden, wenngleich schwankenden und wechselnden Eigentümlichkeiten eines Menschen. Konstitutionspathologische Untersuchungen haben gezeigt, daß der leptosomasthenische Typ bei Allergikern bevorzugt auftritt. Demgegenüber ist die *allergische Konstitution* (Kämmerer), ein Begriff, der immer wieder in allergologischen Bereichen auftaucht, eine dauernd vom Durchschnitt abweichende Körperverfassung, von der die Neigung zu Allergien nur eine Teilerscheinung darstellt.

Eine funktionelle Synopsis, die bei derartigen konstitutionspathologischen Betrachtungen notwendig ist, hebt eine parasympathikotone Reaktionslage als im Vordergrund stehend hervor. So wurde schon vor vielen Jahrzehnten auf positive Korrelationen von Allergie und vegetativer Symptomatik hingewiesen. Das gleichzeitige Auftreten mehrerer vegetativer Störungen ist bei Allergikern auffällig. Nur bei 19,5% der Allergiker fehlen vegetative Störungen, bei Nicht-Allergikern sind dies 48,5%. Gelegentlich können beim Allergiker noch andere konstitutionelle Eigentümlichkeiten beobachtet werden wie ein pelzmützenartiger Haaransatz, eine spärliche Entwicklung der Augenbrauen in den seitlichen Partien (Hertog-Zeichen), eine fahl-blasse Haut und eine verminderte Schweißsekretion besonders bei atopischen Neurodermitikern (Baenkler u. Scheiffarth).

Die Unterscheidung von *Konstitution* und *Disposition* ist nicht ohne Probleme, so daß versucht wurde, unter dem Dachbegriff der Konstitution die *Resistenz* und die *Disposition* zu vereinigen. Letztere ist die latente Möglichkeit des Organismus, auf eine krankmachende Ursache hin zu erkranken. So können vorangegangene Krankheiten, z. B. bakterieller und viraler Natur, in einem Organ oder Organsystem eine besondere Disposition zur Wiederholung der gleichen oder auch anderer allergischer Krankheiten erzeugen.

Zur *allergischen Disposition* gehört die vorübergehende oder auch nur kurzdauernde Bereitschaft zu allergischen Reaktionen durch endogene und exogene Einflüsse. Das ist auch der Grund, warum derart trockene und nach Meinungen mancher wirklichkeitsfremde Begriffe hier diskutiert werden. Ein praktisch sehr wichtiges Beispiel ist die Veränderung der allergischen Reaktionsbereitschaft nach vorausgegangenen Infektionen: Bronchiale Hyperreagibilität oder echtes allergisches Bronchialasthma nach einem bronchialen bakteriellen oder viralen Infekt oder eine allergische Rhinopathie nach einem banalen Virus-Schnupfen bzw. nach einer banalen Virus-Rhinopathie.

2.1.2 Diathese – Manifestationen, klinische Erscheinungsbilder

Zur pathogenetischen Betrachtung der konstitutionell fixierten Überempfindlichkeit bediente sich His Jr. der folgenden Definition:

„Unter Diathese wird ein individueller, angeborener, oftmals vererbter Zustand verstanden, der darin besteht, daß physiologische Reize eine abnorme Reaktion auslösen und Lebensbedingungen, die von der Mehrzahl der Gattung schadlos ertragen werden, krampfhafte Zustände auslösen."

Nach v. Pfaundler sind Diathesen keine Hypothesen, sondern Selbstverständlichkeiten. Auf dem Boden einer generalisierten Konstitutionsanomalie, in deren Folge eine erhöhte Disposition als eine besondere Bereitschaft zu Krankheitserscheinungen steht, bewirken sonst schadlos ertragene Lebensbedingungen krankhafte Zustände, die man als Diathesen bezeichnet. v. Pfaundler betont dann – allerdings als Pädiater –, daß der Diathesebegriff von heute (1931) sich unerschütterlich auf die schlichteste tägliche Beobachtung am Krankenbett – aber auch in der Allgemeinpraxis – stützt.

Der Pädiater unterscheidet drei Erscheinungsbilder der Diathese, die sich häufig auf das Erwachsenenleben ausdehnen können:

- *Exsudative, katarrhalische, eosinophile Diathese:*
  mit normalem bis pastösem Habitus.
- *Hautmanifestationen:* Milchschorf, Prurigo im Säuglingsalter;
  Urtikaria, Prurigo im Kindesalter, in der Pubertät, Urtikaria,
  Quincke-Ödem im Erwachsenenalter;
- *Schleimhautmanifestationen:*
  Asthma bronchiale, spastische asthmoide Bronchitis, Pollinose
  in allen Altersstufen.
- *Lymphatisch-hypoplastische Diathese:*
  mit normalem bis pastösem Habitus.
  Symptome lymphatischer bzw. hypoplastischer Natur.
- *Neuroarthritische Diathese:*
  mit normalem bis plethorischem Habitus,
  Urtikaria, Ekzem, Quincke-Ödem, Neurodermitis.

Das gemeinsame Charakteristikum vieler der genannten Diathesesymptome sind das rasche Kommen und Gehen, das gehäufte Auftreten in Zeiten bestimmter Ernährungsbedingungen, oft bei besonders gutem Ernährungszustand, Symptome angeborener anaphylaktischer Erscheinungen (Blepharoconjunctivitis, Rhinosinusitis, spastisch-asthmatische bzw. Hyperreaktivitäts-Bronchitis).

2.1.3 Atopie

In dieser Übersicht über Terminologiefragen darf die Lehre von der Atopie nicht vergessen werden. Es ist hier nicht der Ort, philologische Fragen zu diskutieren, der Bezug zur Klinik soll wegweisend sein. Der Begriff der Atopie sollte ursprünglich alle diejenigen allergischen Krankheiten des Menschen umfassen, bei denen anamnestisch und klinisch kein eindeutiger, vorausgegangener Kontakt mit einem Allergen als Ursache der Erkrankung eruiert werden konnte und bei denen daher ein hereditärer Ursprung, also angeboren, anzunehmen ist. Tatsächlich ist die familiäre Häufung atopischer Krankheiten groß, die meisten Familienstudien berichten über eine positive Familienvorgeschichte in etwa 50% der Fälle. Die Art der Vererbung atopischer Krankheiten wird noch immer diskutiert; es werden ein einzelnes dominantes oder auch rezessives Gen mit partieller Penetranz und eine multigene Vererbung vermutet.

Unter diesen Krankheiten wurden Erkrankungen mit klinischer Sofortreaktion, wie Pollenallergie, Asthma bronchiale, Arzneimittelexantheme und das sog. endogene Ekzem zusammengefaßt. Ursprünglich wurden auch Migräne, Stoffwechselerkrankungen und die Ulkusdiathese einbezogen. Vor allem im anglo-amerikanischen Schrifttum hat sich der Name Atopie eingebürgert, er wird vor allem für die Bezeichnung „Atopische Dermatitis" verwendet.

Feinberg hat den Begriff der Atopie folgendermaßen klar umrissen:

– Atopie – eine Überempfindlichkeit vorwiegend des Menschen
– hereditären Einflüssen unterworfen
– charakteristische Quaddelreaktionen vom Soforttyp

8

– Nachweis zirkulierender Antikörper
– Manifestation besonderer klinischer Symptome wie Asthma und Heufieber.

In den letzten 20–30 Jahren ist dann der Begriff des „atopischen Syndroms" geprägt worden, der jetzt über rein dermatologische Gesichtspunkte hinaus klinische Charakteristika umfaßt:

– Eine Vererbungskomponente sollte aufgefunden werden;
– die allergische Reaktion spielt sich an der Körperregion ab, an der der Organismus mit dem Allergen in Kontakt kommt;
– der Nachweis des angeschuldigten Allergens sollte in genügend großen Mengen in der Patientenumgebung möglich sein, gerade dieser Gesichtspunkt ist umstritten, da die Allergie kein Mengenproblem darstellt;
– eine gewisse Beziehung zwischen der Stärke der atopischen Allergie und der Quantität der Allergene sollte gegeben sein.

Diese klinischen Charakteristika des Atopie-Syndroms sind identisch mit der atopischen Typ I-Allergie, lokal begrenzte anaphylaktische Reaktionen auf Umweltallergene. Da es seit der klinischen Definition des Begriffes der Atopie unterdessen gelungen ist, den anfangs postulierten Antikörper serologisch als atopisches Reagin zu identifizieren, ist die Atopie ein feststehender Begriff in der Klinik geworden.

Auf diese erste, mehr empirische, konstitutionspathologische und klinische Betrachtungsweise atopischer Erkrankungen folgte mit zunehmender Entwicklung der klinischen Immunologie die zweite Phase der Beantwortung atopischer Fragestellungen in vier Stufen.

1. Die Identifizierung und methodische Bestimmung des IgE scheint eine einigermaßen feste Grundlage für die Definition der Atopie gebracht zu haben. Sehr bald festgestellte Diskrepanzen zwischen normalem IgE-Spiegel und klinischer Symptomatik einer manifesten allergischen Rhinopathie, eines extrinsic Asthma oder eine Neurodermitis einerseits und erhöhten IgE-Werten ohne jegliches klinisches Korrelat andererseits zeigten die Notwendigkeit auf, nach Genen zu suchen, die in direkter Beziehung zur IgE-Synthese stehen. Wahrscheinlich gibt es eine ge-

meinsame genetische Kontrolle für IgE-Produktion und atopische, allergische Diathese. So wurde eine starke Assoziation zwischen Dw 2 und IgE- und IgG-Produktion auf Ragweed-Allergen Ra5 festgestellt.

Bazaral et al. haben gezeigt, daß monozygote atopische Zwillinge geringere Schwankungen des IgE-Spiegels zeigen als dizygote. Diese Schwankungen nehmen bei Monozygoten mit zunehmendem Alter zu, so daß Umgebungsfaktoren, Intensität der Allergenzufuhr und andere exogene Faktoren eine große Bedeutung besitzen. Andere genetische Studien (Marsh et al.), die für eine einfache rezessive Vererbung des Gesamt-IgE-Spiegels sprechen, haben gezeigt, daß das postulierte dominante R-Allel, das IgE-Regulator-Allel, eine Genfrequenz von 0,48 in der allgemeinen Bevölkerung besitzt. Zumindest ist einigermaßen gesichert, daß Gene, die den Serum-IgE-Spiegel kontrollieren, nicht mit dem HLA-System gekoppelt sind.

2. Es ist noch unklar, ob die genannten, den IgE-Serum-Spiegel kontrollierenden Gene auch andere Immunglobuline wie IgG, IgA und IgM kontrollieren. Über die Beziehungen dieser IgG-Klassen zum IgE-Spiegel gibt es noch wenig Literatur. Die Tatsache, daß Patienten mit hohem IgE-Spiegel eine relative IgA-Immundefizienz aufweisen können, spricht dafür, daß der Nachweis einer genetischen Kontrolle hoher IgE-Serum-Spiegel nicht obligatorisch im Sinne einer Kontrolle der Biosynthese anderer Immunglobuline durch die gleichen Gene zu verwerten ist. Die zellulären und molekularen Mechanismen zur Regulation der Produktion von IgE-Antikörpern sind jedenfalls noch nicht geklärt. Den T-Lymphozyten, der Antigendosis und den Einflüssen von Adjuvanzien kommt eine wichtige Rolle zu. Die T-Suppressor-Zellen haben dabei eine wichtige Funktion im Sinne eines hemmenden Einflusses auf die Reaktion der IgE-Produktion. So sind erhöhte Serum-IgE-Spiegel auch bei nicht-atopischen Krankheiten mit T-Zell-Funktionsstörungen bekannt geworden. Es ist noch nicht sicher, ob diese T-Zellschwäche bei Atopikern vorübergehend oder permanent ist. Derzeit wird auch die Wirkung vasoaktiver Mediatorsubstanzen wie Histamin nicht nur an Kapillaren und glatten Muskeln, sondern auch an Leukozyten diskutiert; so können T-Zellfunktionen

durch Histamin gehemmt werden. Vielleicht besteht ein Funktionskreis über eine T-Zellschwäche, Erhöhung des IgE-Spiegels nach erneutem Kontakt mit exogenen Antigenen und Freisetzung vasoaktiver Mediatoren.

3. In Tierversuchen wurden die IgG- bzw. IgM-Antikörperbildung oder Reaktionen der zellulären Immunität als Parameter der Immunantwort zur Aufdeckung spezifischer Ir-Gene herangezogen. Beim Menschen wurden Soforttyp-Hautreaktionen zum Nachweis spezifischer Ir-Gene gegenüber natürlich vorkommenden Allergenen genommen, allerdings zunächst unter Verwendung komplexer Antigene wie Hausstaub oder Pollenextrakte, später dann von gereinigten Allergenen von Ragweedpollen, von Rye- oder Timotheusgras. Dabei haben Populations- und Familienstudien spezifische Ir-Gene nachweisen lassen.

4. Es ist überhaupt noch nicht klar, ob die Tendenz zu einer erhöhten IgE-Produktion auf einer primären genetischen Disposition beruht. Es wurde im Rahmen immungenetischer Untersuchungen ein nicht HLA-assoziiertes Gen zur Regulation des Gesamt-IgE von teilweise HLA-assoziierten Genen abgetrennt und eine Kontrolle der IgE-Produktion durch einen Defekt im Suppressor T-Zellsystem angenommen.

Zum Schluß die praktische Frage: Soll die aufwendige und kostspielige HLA-Typisierung bei der poliklinischen Diagnostik einer atopischen Erkrankung oder im Rahmen einer humangenetischen Beratung durchgeführt werden? Die Aussagen über die HLA- bzw. Ir-Typisierung sind lediglich ein gewisser Hinweis, aber keinesfalls ein Beweis für das Vorliegen einer atopischen Erkrankung, da neben einer genetischen Komponente Art und Intensität der natürlichen exogenen Exposition, vegetative Gleichgewichtsstörungen, Veränderungen der Schleimhautbarrieren eine wichtige Rolle spielen. Obwohl zahlreiche Assoziationen zwischen HLA-Spezifitäten und Krankheiten des Endokrinium und des Stoffwechsels beschrieben worden sind, ist der Wert des HLA-Systems für die routinemäßige Diagnostik von Atopien doch noch stark eingeschränkt.

2.1.4 Anaphylaxie

Anaphylaxie ist die klinische Antwort auf eine immunologische Reaktion zwischen einem spezifischen Antigen (sehr häufig auf parenteralem Weg wie Penicillin als Injektion oder durch Bienenstich, seltener oral zugeführt) und einem gewebsspezifischen homozytotropen Antikörper. Die Reaktion wird im allgemeinen durch IgE-Antikörper vermittelt, sie läuft in *drei Stufen* ab:

1. Anlagerung des Antigens an den IgE-Antikörper, der an der Oberflächenmembran von Mastzellen und Basophilen fixiert ist, über einen Überbrückungsmechanismus, dadurch *erste spezifische Phase* der *Antigen-Antikörper-Reaktion.*
2. Freisetzung verschiedener Mediatoren aus diesen aktivierten Mastzellen und Basophilen: *zweite unspezifische biochemische Phase.*
3. Als klinische und pathophysiologische Folgen dieser Mediatorenfreisetzung resultieren Gefäßveränderungen, Aktivierung der Plättchen, Eosinophilen, Neutrophilen und der Gerinnungskaskade (PAF = "platelet activating factor", Aktivierung des Hageman-Faktors XII): *dritte Manifestationsphase.*

Klinisch interessant und allgemeinmedizinisch wichtig ist die Tatsache, daß die Anaphylaxie als allergische Typ-I-Reaktion lediglich aufgrund des zeitlichen Ablaufs definiert wird. Am häufigsten verursachen Medikamente oder Insektenstiche – vor allem bei Atopikern – anaphylaktische Reaktionen (Penicilline und Acetylsalicylsäurepräparate); dazu kommen noch antitoxisches Pferdeserum (Tetanus, Diphtherie, Antilymphozytenglobulin), Röntgenkontrastmittel, Blutprodukte (Blutkonserven, γ-Globulin), Nahrungsmittel (Schalentiere, Erdnuß).

Klinische Befunde:

1. *Lokalreaktionen* an der Stelle der Antigenexposition bzw. -applikation (Haut, Dünndarm),
   Urtikaria,
   Angioödem.

2. *Systemreaktionen:*
   Respirationstrakt,
   Kardiovaskuläres System,
   Gastrointestinaltrakt,
   Haut,
   Auftreten: innerhalb von 30 min nach Antigenexposition.
3. *Systemische anaphylaktische Reaktionen* (mediatorenbedingt):
   Hautsensationen (Histamin),
   Schleimhautsensationen (Histamin);
   Respirationstrakt: Schleimhautsensationen,
   Bronchospasmen (Histamin, SRS-A = "slow reacting sub-
   stance of anaphylaxis");
   Gastrointestinaltrakt: Brechreiz, Erbrechen, Leibkrämpfe,
   Durchfall (Mediatoren unbekannt);
   Kardiovaskuläres System: Tachykardie, Herzbeklemmung,
   Hypotonie, Koronarinsuffizienz (Mediatoren unbekannt).
   Auftreten: verschieden, oft plötzlich, innerhalb weniger Minu-
   ten.

2.2 Allgemeine Charakteristika einer allergischen Erkrankung

Folgende allgemeinklinischen Gesichtspunkte sollten als Voraussetzungen erfüllt sein, um ein Krankheitsbild in die Gruppe
allergischer Erkrankungen einordnen zu können.

1. Es sollen anamnestische Daten und Hinweise bei der ersten
   Konsultation des Patienten zu eruieren sein, die über eine sog.
   Symptomdiagnose in Richtung einer echten Sensibilisierung gehen.
2. Die Anamnese und die daran sich anschließende erste allgemeine klinische Untersuchung, bereits unter besonderer Berücksichtigung des speziell erkrankten Organs oder Organsystems,
   sollen den Verdacht eines allergisch-hyperergischen oder immunologisch verdächtigten Auslösungs- bzw. Unterhaltungsmechanismus im Bereich des Möglichen ansprechen lassen.
3. Die allgemeine Symptomatik der organ- oder systemgebunde-
   nen Erkrankung sollte in ihrem Anfallscharakter oder schub-

weisen Verlauf eine primäre Sensibilisierung vermuten lassen, wobei Anfallsrezidive eine erneute Antigen-Zufuhr als Ursache vermuten lassen.

2.2.1 Spezielle Eigenanamnese

Wenn ein Patient mit Beschwerden und Symptomen, die an eine Allergie denken lassen, überwiesen wird, dann muß für die erstmalige Anamneseerhebung mit allgemeiner und spezieller Untersuchung des Schockorgans etwa eine Stunde eingeplant werden. Sehr oft werden Unterlagen früherer allgemeinmedizinischer und allergologischer Untersuchungen wie Hauttestergebnisse, labordiagnostische Werte, mitgebracht, meist lassen diese früheren Untersuchungen sich nicht in Einklang mit den jetzigen Beschwerden bringen, weshalb der Allergologe zugezogen wird.

Zunächst ist die Frage der Verwendung eines Allergie-Fragebogens sinnvoll. Es ist jedoch zu überlegen, in welchem Abschnitt des Patienteninterviews der Fragebogen am besten eingesetzt werden soll. Bei einer Bestellpraxis besteht die Möglichkeit, dem Patienten bei der Anmeldung ein Fragebogenformular mitzugeben, das er ausfüllt und zum ersten Untersuchungstermin mitbringen soll; die Anamnese kann dann anhand des Fragebogens erhoben oder ergänzt werden. Zenner gibt nach der ersten Unterhaltung dem Patienten einen ausführlichen Anamnese-Fragebogen mit, da seiner Meinung nach der Patient dann aufmerksam ist. – Auch nach Abderhalden hat es sich als zweckmäßig erwiesen, dem Patienten nach der ersten Konsultation einen Fragebogen mitzugeben, der zu Hause in aller Ruhe ausgefüllt werden kann. Dem Patienten, vom Arzt einmal darauf angesprochen, fallen oft eine Reihe von Vorkommnissen oder Gesichtspunkten ein, die er bei der Erstkonsultation für unwichtig gehalten hat. Fritze et al. meinen in ihrem Buch über die Anamnese sogar, daß der programmierte Anamnese-Fragebogen das erste Interview ersetzen soll.

Es stellt sich ferner die Frage nach der Erhebung einer „allergischen Anamnese" oder eine zu einer Katamnese erweiterten Anamnese. Erstere umfaßt nach Werner alle allergieverdächtigen Symptome und Symptomgruppen bei Familienangehörigen und bei dem Kranken selbst, alle früheren Krankheiten, die zeitliche und kausale Zusammenhänge mit Sensibilisierungsvorgängen und Manifestationsauslösung haben, und anamnestische Besonderheiten, die Hinweise auf eine allergische Reaktionsbereitschaft des Kranken geben. Der Fragebogen nach Kämmerer geht sehr intensiv auf die Eltern, Geschwister und Kinder des Untersuchten ein, was meines Erachtens sehr wichtig ist, um familienanamnestische Beziehungen zur vorliegenden Erkrankung zu bekommen. Auch Prost hält nicht nur die Aufzeichnung einer ausführlichen Anamnese für unbedingt notwendig, sondern auch eine eingehende Katamnese.

Die Grundsätze zur Erhebung einer allergischen Krankheitsvorgeschichte sind jenen zur Erhebung einer allgemeinmedizinischen Vorgeschichte ähnlich; bestimmte Aspekte erfordern hier jedoch besondere Aufmerksamkeit und eine Ausdehnung der Exploration, besonders was zeitliche und räumliche Beziehungen der Symptome zu möglichen Allergenexpositionen anbelangt.

Dazu gehören folgende Punkte:

1. Atopische Erkrankungen der gleichen oder anderen klinischen Lokalisation bei Familienmitgliedern. Auf humangenetische Gesichtspunkte wurde bereits kurz eingegangen.
2. Zeitliche Beziehungen der Symptome zu Tageszeit, Wochenablauf (alle Wochentage oder lediglich Wochenende?), Jahresablauf, auch was die Dauer der Symptome anbelangt. Da die klassischen Symptome allergischer Krankheiten häufig episodischen Charakter zeigen, sind Fragen nach Veränderungen der Attacken bezüglich Natur, Häufigkeit oder Dauer von Wichtigkeit. Wie lange besteht völlige Beschwerde- oder Anfallsfreiheit, ist diese spontan oder unter Medikamenteneinnahme eingetreten?
3. Auftreten der Symptome in häuslichem Milieu (Aufenthaltsräume, Keller; Teppich, Kissen; Schlafzimmer: Kissen, Matratzen, Bettvorlagen; Hobbyraum, Heizung; Stroh, verdorrtes Laub, Schimmel, Tiere inner- und außerhalb des Hauses, Anzahl, Art), am Arbeitsplatz oder bei längeren Ferien bzw. kürzerem (Dienstreisen) Fernsein von der häuslichen oder beruflichen Umgebung.
4. Auftreten der Überempfindlichkeitsreaktionen gegenüber bekannten Allergenen (Staub, Haustiere, Grasmähen), aber auch

möglicherweise gegen unvermutete Allergene (z. B. bakteriell bzw. mykotisch verunreinigte Raumluftbefeuchter, Chemikalien, Insektizide).

5. Beziehungen der Symptome zu physikalischen Umwelteinflüssen (Kälte, Hitze, Feuchtigkeit) oder eigenen Aktivitäten (Rauchen, sportliche Betätigung, Hobbys).
6. Veränderungen allergischer Symptome durch vorhergehenden oder derzeitigen Gebrauch bzw. Mißbrauch einer antiallergischen Therapie (Medikamente, Immuntherapie, Umgebungskontrolle), aber auch bei Einnahme anderer Medikamente.
7. Beurteilung einer „spontanen" oder medikamentenverursachten Änderung bzw. Besserung im Ablauf des Krankheitsbildes durch den Patienten selbst.

Poliklinische Untersuchungen über den sog. „Panoramawechsel" allergischer Erkrankungen haben gezeigt, daß Patienten, die vor dem 14. Lebensjahr manifest an Pollinose, allergischer Rhinopathie und anderen Respirationsallergien, an Neurodermitis erkrankten, eine erhöhte familiäre atopische Belastung zeigten; das entspricht den intrafamiliären Beobachtungen von Schnyder, daß früh- und spätmanifestierende Atopien mehr in Atopikerfamilien miteinander abwechseln. Angaben über sog. „Arthritismus"-Krankheiten (Urolithiasis, rheumatoide Arthritis, Ulcus ventriculi bzw. duodeni; Cholezystopathie und Cholelithiasis; Colitis ulcerosa) zeigten keine positiven Assoziationen im Sinne eines erhöhten Sensibilisierungsrisikos und auch keine negativen Assoziationen als Zeichen eines protektiven Effektes.

2.2.2 Spezielle Familienanamnese und Humangenetik

Die umfangreiche humangenetische Literatur über die Vererbung allergischer Krankheiten kann hier nicht erschöpfend gewürdigt werden. Es steht vielmehr die Frage im Zentrum: Sind praktisch wichtige Ergebnisse vorhanden, die bei Erhebung der Familienanamnese von Bedeutung sind und uns bei der Beurteilung des Krankheitsbildes in seinem gegenwärtigen Zustand und seinem bisherigen Ablauf weiterhelfen können?

Cooke und Van Der Veer fanden bereits 1916, daß erstens das Vorkommen einer positiven allergischen Familienanamnese bei Allergikern dreimal häufiger als bei Nicht-Allergikern ist, daß zweitens Kinder mit bilateraler Familienanamnese mit allergischen Erkrankungen beider Elternteile eine Allergie im allgemeinen vor der Pubertät entwickeln, während dies bei Kindern mit unilateraler Vorgeschichte, wenn überhaupt, dann später im Leben der Fall ist und daß drittens Kinder nicht als Allergiker geboren werden, sondern eine „allergische Prädisposition" von beiden Elternteilen erben.

Schnyder hat in seinen humangenetischen Arbeiten wertvolle Beiträge zur Vererbung der Atopien gebracht. Die allergische Rhinitis kommt in asthmabelasteten und umgekehrt Asthma in rhinitisbelasteten Familien signifikant häufiger vor als in entsprechend unbelasteten Familien. Die Neurodermitis tritt in respirationsatopisch belasteten und in mit Neurodermitis belasteten Familien signifikant häufiger auf als bei entsprechend unbelasteten Familienmitgliedern. Schnyder hat somit statistisch überzeugend die genetische Zusammengehörigkeit der drei atopischen Krankheitsbilder Rhinitis, Asthma bronchiale und Neurodermitis bewiesen. Der Autor untersuchte außerdem die genetische Zugehörigkeit der Urtikaria, des Kontaktekzems und der Medikamentenallergie zum atopischen Formenkreis. Er stellte unilateral belastete Atopiker atopisch unbelasteten Personen bezüglich der Häufigkeit der Urtikaria, Kontaktekzem und Medikamentenallergie gegenüber. Schnyder zog aus den negativen Untersuchungsergebnissen den Schluß, daß die letzteren Krankheitsbilder genetisch von den Atopien abzutrennen sind.

Eine weitere Frage bei der Erhebung der Familienanamnese ist: Neigt der Atopiker verstärkt und vermehrt zu Arzneimittelallergie bzw. zu Überempfindlichkeitsreaktionen gegenüber Substanzen bei vorbestehender, bekannter Allergie? Gibt es in Atopikerfamilien Mitglieder mit einer Arzneimittelallergie?

Die Aussagen der Literatur sind uneinheitlich. Genetische Faktoren scheinen bei der Entwicklung einer Medikamentenüberempfindlichkeit eine wichtige Rolle zu spielen. Während von einer Seite festgestellt wurde, daß Atopiker zur Entwicklung einer Arzneimittel-Sofortreaktion besonders gegenüber Penicillin neigen, lehnen neuere Studien von anderer Seite diese genetischen Zusammenhänge ab. In der Tat ist es so, daß Soforttypreaktionen auf bestimmte Allergene (z. B. Penicilline, Insektengifte, Insulin) bei Atopikern nicht häufiger sind als bei Nicht-Atopikern; das ist anders bei inhalativ oder gastrointestinal zugeführten Allergenen. In einer Zwillingsstudie von Lader, Kendell und Kasriel wurden die anamnestischen Aussagen von monozygoten eineiigen und dizygoten zweieiigen Zwillingspaaren über die Häufigkeit allergischer und nichtallergischer Arzneimittelnebenwirkungen ausgewertet. Die Konkordanz, die Übereinstimmung aller erfragten Arzneimittelnebenwirkungen, war statistisch gesichert größer bei eineiigen als bei zweieiigen Zwillingspaaren. Das traf sowohl für die größtenteils allergischen Penicillinreaktionen als auch für die Möglichkeit nicht-allergischer Reaktionen auf Antihistaminika und Antikonzeptiva zu. Andere Untersucher fanden die genannte Häufung arzneimittelallergischer Reaktionen bei Atopikern nicht. Es wird aus diesen Untersuchungen geschlossen, daß genetische Faktoren beim Zustandekommen unerwarteter Arzneimittelreaktionen eine Rolle spielen. Da aber gerade bei diesen Medikamentenreaktionen häufig nicht-immunologische pseudoallergische Mechanismen beteiligt sind, ist die Beurteilung des Zusammenhangs von familiären Atopien und Arzneimittelallergie oft erschwert. So kommt das „Analgetikaasthma" in manchen Familien gehäuft vor, es ist allerdings schwer zu entscheiden, ob es sich hier um Atopikerfamilien gehandelt hat. Hoigné et al. erwähnen im Gegensatz dazu in ihrem Kapitel "Epidemiology of Drug Allergy: Drug monitoring" im Handbook of Experimental Pharmacology, Vol. 63, daß eigene epidemiologische Studien bei Atopikern keine erhöhte Häufigkeit von Arzneimittelnebenreaktionen gegenüber anderen gewöhnlichen Allergenen (Typ I-Asthma, Neurodermitis) ergeben haben.

Eine Reihe humangenetischer Arbeiten hat gezeigt, daß die Konkordanzraten monozygoter Zwillingspaare verhältnismäßig niedrig sind und daß äußere Umgebungsfaktoren bei der Entwicklung allergischer Symptome große Bedeutung haben. Diese Tatsache kommt beim Bronchialasthma besonders deutlich zum Ausdruck. Edfors-Lubs hat in ihrer ersten Arbeit die Daten von 7000 Zwillingspaaren analysiert; die Konkordanz von Asthma bei eineiigen Zwillingen, obwohl hoch signifikant größer als bei zweieiigen, betrug nur 19%, so daß man annehmen muß, daß Umgebungsfaktoren eine viel größere Rolle spielen als ursprünglich angenommen. Andere Untersuchungen haben Beziehungen zwischen der Schwere des asthmatischen Krankheitsbildes beim Probanden und bei Asthmatikern des ersten Verwandtschaftsgrades (Sibbald) gezeigt. Ich halte diese genetischen Beobachtungen für die allergologische Praxis für besonders wichtig.

Die Arbeit von Schwartz ist für die Berücksichtigung praktischer Gesichtspunkte von besonderer Bedeutung. Die Untersuchung beschränkte sich nicht nur auf korrelative Beziehungen zwischen verschiedenen allergischen Manifestationen wie Bronchialasthma, Heuschnupfen, vasomotorische Rhinitis und Neurodermitis bzw. familiäre Belastung, sondern es werden auch Ekzeme verschiedener Genese, Urtikaria, Quincke-Ödem, gastrointestinale Allergie, Migräne, ja sogar Epilepsie, Ichthyosis und Psoriasis einbezogen. Während in den Asthmatikerfamilien gegenüber gesunden Familien eine erhebliche Häufigkeitserhöhung der klassischen Atopien festgestellt wurde, war bei Urtikaria, Quincke-Ödem, Migräne und Ekzem nur eine geringe Erhöhung der Häufigkeit vorhanden. Die genannten, zusätzlich untersuchten Krankheitsbilder waren unter Asthmatikerverwandten nicht wesentlich häufiger als unter denen der Kontrollgruppe. Außerordentlich interessant ist die vom Autor vorgenommene klinische Einteilung des Bronchialasthmas in „allergische" Formen mit Reaktion auf ein definiertes exogenes Allergen – man würde heute exogenes Typ I-Asthma sagen – und in „nicht-allergische" Formen ohne Reaktion auf ein Allergen, heute einzugruppieren in Hyperaktivitätsformen oder sog. "intrinsic asthma". Da die familiäre Bedeutung in beiden Gruppen gleich war, ist Bronchialasthma familienpathologisch als einheitliches Krankheitsbild aufzufassen.

2.2.3 Atopien und nicht-allergische Erkrankungen

1. Nicht nur bei den klassischen Atopien Pollinose, Asthma bronchiale, Neurodermitis und Rhinitis allergica, sondern auch bei Erkrankungen mit teilweisen bzw. gewissen Beziehungen zur Atopie wie akut rezidivierende und chronisch asthmatische

bzw. asthmoide Bronchitis, Kontaktallergie, gastrointestinale Nahrungsmittelallergie, Urtikaria und Quincke-Ödem besteht ein statistisch gesicherter Einfluß der allergischen Diathese auf eine organspezifische Erkrankung. Dagegen ist eine familiäre Häufung bei der Arzneimittelallergie nicht vorhanden.

2. Die Frage über Morbiditätskorrelationen von einzelnen atopischen Krankheitsbildern und anderen nicht-allergischen Erkrankungen läßt sich folgendermaßen beantworten. Unter den Erkrankungen, die zu den Atopien im engeren Sinne bzw. zu den "minor allergies", ausgelöst durch Minor-Allergene nur in 10%, gerechnet werden, finden sich enge vielfältige Zusammenhänge, die in Form von statistisch signifikant erhöhten Morbiditätskorrelationen zum Ausdruck kommen und die auf komplexe Beziehungen innerhalb dieses Formenkreises schließen lassen. Demgegenüber weisen die Migräne und die Insektenstichallergien zu keinen der atopischen Symptomenkomplexe engere Beziehungen auf. Die anamnestisch erfaßten sog. „Begleiterkrankungen" wie Diabetes mellitus, Störungen der Schilddrüsenfunktionen (vorwiegend Hyperthyreose), Urolithiasis und andere Stoffwechselerkrankungen, rheumatoide Arthritis, Ulcus ventriculi oder duodeni, Colica mucosa sowie Gallenblasenerkrankungen funktioneller oder entzündlicher Natur sind bezüglich ihrer Korrelationen zu den einzelnen Atopiemanifestationen ebenso unauffällig wie bezüglich ihrer Morbiditätsraten im Gesamtmaterial.

Peristatische Umgebungsfaktoren sind bei Erhebung der eigenen und familiären Allergieanamnese Gesichtspunkte, die den Ablauf einer Sensibilisierung bei einem Atopiker in positivem oder negativem Sinne beeinflussen können. Ein typisches Beispiel ist die passagere Verschlechterung eines Bronchialasthma nach einer chronisch rezidivierenden bakteriellen oder viralen Bronchitis.

2.2.4 Die wichtigsten Allergene

Es gibt unzählige organische und anorganische Stoffe und Verbindungen, die Allergien auszulösen vermögen. Diese aggressiven Antigene vermögen sowohl einen atopischen als auch einen nicht-ato-

pischen Organismus zu sensibilisieren. Ein körperfremder Stoff
kann aber auch, ohne sensibilisierend zu wirken, pharmakologisch-toxische oder chemisch-irritative Symptome und Krankheitserscheinungen erzeugen.

Graspollen-Aeroallergene

Pollenallergene sind sehr aggressive Antigene, die kosaisonale Allergien auszulösen vermögen. Vegetationen setzen mit einer hohen
Pollenzahl landweit saisonale Epidemien von Respirationsallergi-
en in Gang, so daß bis zu 5% einer Bevölkerung ergriffen werden
können. Pollen insektenbestäubter Pflanzen sind in ihrem Verbrei-
tungs- und Ausbreitungsmodus vom temporär begrenzten Flug
dieser Insekten abhängig. Windbestäubte Gräsergattungen produzieren große Mengen leichter, trockener Pollen, die durch Luftströ-
mung über weite Entfernungen verschleppt werden können. Nach
Thommen et al. müssen vier Voraussetzungen gegeben sein, um
diesen Ausbreitungsmodus zu unterbauen:

a) Möglichkeit der Verschleppung dieser leichten Pollen durch
   Zugluft;
b) Auftreten der Pollen in großen Mengen;
c) Verbreitung der Pollen über große Entfernungen;
d) Antigengehalt des einzelnen Pollenkorns zur Sensibilisierung.

Blühzeiten einer Pflanzenspezies bis zur Pollenreifung können
von Jahr zu Jahr am gleichen Standort um ein bis zwei Wochen
schwanken. Unter veränderten klimatischen Verhältnissen können
am gleichen Standort ganz andere Blühzeiten dieser Pflanzen zu
beobachten sein.

Pollen mit hoher Sensibilisierungsfähigkeit sind meist windver-
schleppt. Pflanzen dieser Pollen tragen typischerweise kleine, ge-
ruchlose Blüten. Die meisten Pollen werden in den frühen Morgen-
stunden verbreitet, Luftbewegungen und Wind erzeugen im allgemeinen maximale Pollenkonzentrationen aber am Nachmittag und
am frühen Abend. Auch geringe Luftbewegungen können Pollen
anemophiler Pflanzen viele Kilometer weit tragen und hohe Pollenkonzentrationen in rein städtischen, vegetationsarmen Bezirken
erzeugen, weit entfernt von ihren ländlichen oder vorstädtischen

Ursprungsgegenden. Zur Kreuzallergenität von Pollen ist noch zu sagen, daß zwischen den Gräserpollenarten der Gramineenspezies eine enge allergene Verwandtschaft aufgrund klinischer Beobachtungen besteht und daß geographische Schwankungen bei einzelnen Gräserarten (z. B. Bermudagras) vorhanden sind.

Baumpollen-Aeroallergene

Baumpollen sind seltener als Unkraut- oder Graspollen Ursachen einer klinischen Sensibilisierung. Die meisten Baumspezies haben eine saisonal kurze Pollenproduktion von wenigen Tagen bis Wochen, sie erzeugen daher kaum längerdauernde Symptome. Es gibt eine Reihe von sehr verbreiteten Baumspezies, die Pollen von allerdings geringer Sensibilisierungsfähigkeit produzieren. So produziert die Kiefer zum Beispiel große Mengen leichter, windverschleppter Pollen, die relativ selten Heufiebersymptomatik erzeugen. Es ist unbekannt, warum einige Pollenallergene stärker sensibilisierend wirken, während andere Pollen selten Symptome einer Pollenallergie hervorrufen. Bei Baumpollen ist die Kreuzallergenität nicht so ausgeprägt wie bei Graspollen.

Schimmelpilz-Aeroallergene

80% der Pilze sind sog. Schimmelpilze, 20% sind Pflanzenparasiten, so daß man korrekterweise von Pilzallergien oder Mykoallergosen, nicht von „Schimmelpilzallergien" sprechen sollte (Krempl-Lamprecht).

Schimmelpilzsporen sind in Europa ein wichtiges pathogenes Inhalationsallergen. Die diesbezügliche Anamnese ist deswegen oft nicht ganz einfach zu erheben, da der Schimmelgeruch von Menschen, die jahrelang in gleichem Milieu wohnen, oft nicht mehr wahrgenommen wird; der häusliche Schimmelbefall wird dann verneint (Gronemeyer und Fuchs). Da die Möglichkeit der Sensibilisierung sehr verbreitet ist, kommt den Schimmelpilzsporen als Aeroallergenen annähernd die gleiche Bedeutung zu wie den Pollen. Schimmelsporen finden sich im Hausstaub in solcher Konzentration, daß Schimmelallergiker in der Regel auch auf Hausstaub reagieren.

Die Darstellung der allgemeinen Symptomatologie ist von großer praktischer Bedeutung. Die Symptome einer Schimmelpilzallergie können sich bessern und auch ganz verschwinden, wenn die Vegetation der Schimmelpilze im Winter während der trockenen kalten Jahreszeit zurückgeht. Die Beschwerden steigern sich, wenn in den Sommermonaten, häufig zwischen Frühjahr und Herbst (Juni bis Oktober: Cladosporium und Alternaria), parallel mit der Blütenstaubsaison die Schimmelvegetation zunimmt (postsaisonale Beschwerden Oktober bis November). Intra- und extramurale Temperaturschwankungen (Symptomenzunahme bei feuchter Witterung und Beginn der Heizperiode) können daher jahreszeitliche Schimmelpilzkonzentrationen beeinflussen. In südlichen Regionen sind diese jahreszeitlichen Symptomenschwankungen geringer. Bei Patienten mit ganzjährigem Symptomenbild, aber plötzlicher Periode einer Verschlimmerung, sind zwei charakteristische Verlaufsmuster möglich:

1. Jahreszeitlich abhängiger Verlauf, hervorgerufen durch Schimmelpilze in größeren extramuralen Regionen, z. B. in Waldgebieten (Cladosporium, Alternaria, Penicillium, Aspergillus, Mucor, Pullularia).
2. Jahreszeitlich fixierter Verlauf mit sporadischen Exazerbationen durch Schimmelpilze bei intramuralem Wachstum (Cladosporium, Penicillium, Aspergillus) wie in Haushalten (haus- bzw. raumgebundene Beschwerdenauslösung: Keller, Hobbyräume, Archive und Bibliotheksräume, feucht-warme Ställe bei Reitern; Beschaffenheit des Hauses bzw. der Wohnung [Altbau, Kellerräume, Dachbedeckung, Teppichfußboden im Haus und in Hotels, Staub aus Staubsaugern]) oder in bestimmten Arbeitsbereichen bei besonders exponierten Berufsgruppen (Getreide-, Obst-, Gemüse-, Landschaftsgärtnern in tropischen Gewächshäusern; Handwerker wie Schuster, Polsterer, Tapezierer; Abbrucharbeiter; Papiermühlenarbeiter). Diese genannten sporadischen Exazerbationen reflektieren nur örtlich auftretend stärkere Expositionen (Besuch einer Farm oder eines Bauernhofes, Heuerntearbeiter, Getreideaufleser, Schneiden von Unkraut und Gras, Zusammenrechen welker Blätter, Wandern im Wald) oder Perioden verstärkten Schimmelwachstums (wäh-

rend feuchter, warmer Sommer und deren Ende, vor allem bei Abfall der Blätter).

Thommen et al. haben darauf hingewiesen, wann an sich toxisch wirkende bzw. chemisch irritative Reiz- und Schadstoffe sensibilisierende Eigenschaften durch eine zusätzliche Schimmelpilzkontamination erhalten können. Man hat dann den Eindruck, daß es sich bei diesen Stoffen primär um sensibilisierende Verbindungen handelt. Diese Bedingungen sind:

1. Schimmelpilze und ihre Sporen müssen in Lüftungen, Luftschächten und Entlüftungs- und Klimaanlagen im Auto hochgewirbelt werden.
2. Schimmelpilze und ihre Sporen sollten auch in hohen Konzentrationen vorhanden und in der extramuralen, freien Natur nachzuweisen sein.
3. Die Sporenträger müssen bei Bodenkontamination in erdigem oder auf verfallenem organischen Material wachsen.
4. Die nachgewiesenen und die isolierten Schimmelpilzsporen sollten allergisierend wirken und zur Produktion und zum Nachweis von Antikörpern auf geeignetem Nährboden führen. Diese Gesichtspunkte sind wichtig bei der Beurteilung von Sensibilisierung, z. B. durch Blumen- bzw. Gartenerde (Blumen in Krankenzimmern) und durch Luft aus Lüftungsschächten (Pilzwachstum in Filteranlagen in der Industrie und im Gesundheitswesen).

Hausstaub-Aeroallergene

Der Begriff „Hausstaub" wird im allgemeinen gebraucht, um Material aus einem Innenraummilieu zu beschreiben, das aus Tierhaaren, -federn, -schuppen, intramuralen Schimmelpilzspezies, Pflanzenfasern, Nahrungsresten, Insektenpartikeln und Menschenschuppen besteht. Die relative Konzentration der Innenraumpartikel wächst, wenn Türen und Fenster geschlossen sind und keine Verdünnung durch Außenluft eintreten kann. Es wurde schon darauf hingewiesen, daß Hausstaubextrakte im allgemeinen bei Atopikern mit perennialer Rhinitis oder Asthma oder mit episodenhaften Symptomen bei Exposition gegenüber ungewöhnlichen Staubkonzentrationen Quaddeln und Erythemreaktionen erzeugen. Es

24

gibt Allergiker mit Respirationsatopien, die nur auf den Hausstaub der eigenen Wohnung reagieren. Die Hausstaubentwicklung wird durch biometeorologische Daten wie hohe Temperaturen, hohe Luftfeuchtigkeit, hoher Grundwasserspiegel begünstigt.

Hausstaubmilben-Aeroallergene

Zahlreiche Arbeiten haben gezeigt, daß neben Schimmelpilzarten die Hausstaubmilben Dermatophagoides pteronyssinus, D. farinae und Euroglyphus magni häufig und regelmäßig im Hausstaub vorkommen, wobei den Exkreten eine große Bedeutung zukommt. Die wichtigsten epidemiologischen Hinweise auf die Bedeutung der Milbenallergie beim „Hausstaub-Asthma" sind:

1. Die wichtigsten Krankheitsbilder, verursacht durch eine Hausstaubmilbensensibilisierung, sind Asthma bronchiale, Rhinitis allergica und auf dermatologischem Gebiet die atopische Dermatitis und die Urtikaria.
2. Es handelt sich um Krankheitsbilder mit perennialer Symptomatik bei nur geringfügigen jahreszeitlichen Schwankungen, bei hohen Temperaturen um 20–30 °C und hohen Feuchtigkeitsgraden, also bei hoher intramuraler und extramuraler Luftfeuchtigkcit (Spätsommer, Maximum Juli bis November).
3. Häufigstes Vorkommen der genannten Hausstaubmilben: Auf und in Matratzen, Spannlaken (Nähte, Umgebung der Knöpfe), Stepp-, Daunen-, Wolldecken, Kopfkissen, Vorhänge, unter häufigen und verschiedenen Tapetenlagen, Vogelkäfige, Haustiere (Meerschweinchen, Hamster, Hunde, Katzen, Vögel).
4. Patienten mit klinischem Hinweis auf eine Hausstaubüberempfindlichkeit und mit positiven Hauttestergebnissen auf kommerziellen und eigenen Hausstaub reagieren in etwa $^2/_3$ genau so stark positiv auf gleiche Konzentrationen von Dermatophagoides-Extrakten, die aus Milbenpopulationen handelsüblich hergestellt wurden.
5. Prophylaxe und Wohnungssanierung: Feuchtes Wischen der Wohnung (wöchentliches Reinigen, Entfernung von Federn, Kapok-, Seegras-, Roßhaarmatratzen, nur Schaumstoff-, Latexmatratzen, Synthetikzudecken und -kissen). Insektizide sind unsicher. Tägliches Lüften ist unbedingt notwendig, wöchentli-

25

ches Staubsaugen, jährlich zweimaliges intensives Reinigen. Optimale Zimmertemperaturen sind 18–20 °C, Luftfeuchtigkeit 50–60%. Möglichst keine Haustierhaltung, keine Tierhaarprodukte (Pelze, Tierfelle, Kuscheltiere). Der Acarex®-Test zur Diagnostik und Verlaufsbeurteilung der häuslichen Hausstaubmilbenbelastung ist klinisch erfolgreich getestet.

Tierschuppen, -haarallergene, Federn

Epidemiologisch ist hier zu sagen, daß Epidermisbestandteile als sehr aggressive Allergene vom Ausbreitungs- bzw. Entstehungsort aus über große Entfernungen hinweg nicht unbedingt immer nachzuweisen sind, sondern nur in begrenzten Räumlichkeiten (Haus, Stall, Scheune oder Fabrik). Dieses Phänomen ist bei Erhebung der Expositionsanamnese im Privat- und im Berufsleben von großer Wichtigkeit (Katalog der häufigsten Inhalationsallergene, Gronemeyer und Fuchs). Die „Bettfedernallergie" mit den klinischen Äquivalenten eines Asthma bronchiale in der zweiten Nachthälfte bzw. einer allergischen Rhinopathie ist sehr verbreitet und anamnestisch immer wieder zu berücksichtigen bei Differentialdiagnose eines nächtlichen Bronchialasthma.

Insekten-Allergene

Zu den Hautflüglern (Hymenopteren) gehören die Falkenwespen (Hornissen, Wespen) und die Familie der Bienen (Bienen und Hummeln). Anamnestisch ist grundsätzlich wichtig, daß Insektenstichallergien beim Menschen auch ohne eigene oder familiäre Atopie-Anamnese vorkommen. Insektenstichreaktionen können als lokale, toxische und allergische systemische Formen auftreten.

Bei der Erhebung der Anamnese sind folgende Gesichtspunkte wichtig: Die Art des Insekts ist in diesem Schreckaugenblick des Stiches oft nur schwer zu identifizieren. Die pharmazeutische Industrie stellt Schautafeln her, auf denen die wichtigsten stechenden Insekten in ihren Merkmalen und Charakteristika für Arzt und Patient dargestellt sind. – Ferner sind der Zeitpunkt des reaktionsauslösenden Stiches von Bedeutung und die beschwerdefreie Latenzzeit zwischen Stich und Symptomenbeginn; je kürzer dieser Zeitabschnitt, um so stärker ist die anaphylaktische Reaktionsbereitschaft des Patienten zur Zeit des Stiches gewesen. Die Anzahl und der Zeitpunkt vorausgegangener Stiche sind ebenfalls wichtig zur Beurteilung der Sensibilisierung, die durch frühere Insektenstiche oder jetzt bei diesem Stichereignis erfolgt sein kann. Wenn der Patient früher schon einmal gestochen wurde, ist es wichtig zu erfahren, welche therapeutischen Maßnahmen damals erfolgreich durchgeführt wurden und ob der bzw. die Betreffende damals und jetzt eine eigene Notfall- bzw. Schockapotheke bei sich trägt.

Die *Lokalreaktion* besteht bei einer normergischen Person in einem begrenzten, geröteten Bezirk an der Stelle des Stiches und tritt wenige Minuten nach einem plötzlichen, stark lokalisierten Schmerz auf. Diese Reaktion geht in 24 h im allgemeinen zurück; sie kann sich aber auch vergrößern und indurieren. Anamnestisch ist wichtig, daß auch beim nächsten Stich im allgemeinen mit einer ähnlichen vorübergehenden Reaktion zu rechnen ist. Wenn aber jemand gegen Bienen- oder Wespengift durch Stiche mehrfach sensibilisiert wird, können bei jedem Stich heftigere Reaktionen auftreten, wie unter anderem starke Schwellungen in der Umgebung der Stichstelle. Nach der Klassifikation allergischer Insektenstichreaktionen von H. L. Mueller spricht man von schweren Lokalreaktionen dann, wenn eine über handtellergroße Schwellung um die Stichstelle aufgetreten ist.

Pathophysiologisch muß man die *systemischen Reaktionen* einteilen in:

- *pharmakologisch-toxische Systemreaktionen,* klinisch charakterisiert durch gastrointestinale Symptome, Kopfschmerzen, Schwindel, Bewußtseinsstörungen bis zu Ausfällen, Konvulsionen oder Schüttelfrost und Fieber. Bei leichteren systemischen Allgemeinreaktionen spricht man beim Auftreten generalisierter erythematöser oder urtikarieller Rötung, gelegentlich Übelkeit und Angst, von einer leichten toxisch-systemischen Reaktion. Diese toxischen Reaktionen werden durch histaminartige Substanzen im Gift ausgelöst, die durch den Stich in die Haut gebracht werden.
- Die *allergischen systemischen Sofortreaktionen,* basierend auf einer Antigen-Antikörperreaktion mit Bildung spezifischer Antikörper, kann man einteilen in milde, nicht lebensbedrohliche Re-

aktionen mit allgemeinen Wohlbefindensstörungen in der Umgebung der Stichstelle (Brennen und Nesselsucht) und ernste Symptome (Dyspnoe, keuchende Atmung, Heiserkeit, Engegefühl im Rachen), Blutdruckabfall mit Bewußtseinsstörungen, Harnfluß, Übelkeit, Erbrechen und Leibschmerzen. Diese ernsten Reaktionen treten im allgemeinen eine Stunde nach dem Insektenstich auf.

Für einen Patienten, der auf den Insektenstich nur mit leichten Lokalsymptomen reagiert hat, sind folgende vorbeugende Gesichtspunkte wichtig:

1. Der Grad der Sensibilisierung und damit die Steigerung der klinischen Symptomatik können nach Stichen in kurzen Abständen während einer verlängerten Insektenflugzeit bis zu bedrohlichen Allgemeinreaktionen zunehmen.
2. Erhöhte Vorsicht ist bei Gartenarbeit angezeigt, etwa beim Pflücken von Obst und Blumen.
3. Meiden von Arbeit mit Mülleimern, am Abfallhaufen und am Altglascontainer.
4. Immer Tragen von Schuhen außerhalb des Hauses; auf Garten- und Rasenflächen niemals barfuß laufen.
5. Keine flatternde und fliegende Kleidung tragen, in der sich stechende Insekten fangen können; Tragen von Kopfbedeckung, von weißen, grünen, braunen, khaki- bzw. staubfarbenen Kleidungsstücken. Diese Farben sind für stechende Insekten am wenigsten attraktiv.
6. Möglichst wenig körperlich anstrengende Arbeit im Freien, da Schweißgeruch Insekten anlockt.
7. Keine schnellen oder ruckartigen Bewegungen in der Umgebung von Insekten, denn die meisten Tiere stechen nur, wenn sie sich provoziert fühlen.
8. Meiden von parfümierten Lösungen, Sonnenöls, Seifen, Haarlotionen oder Parfüms.
9. Vor Beginn einer Autofahrt im geschlossenen Wagen nach Insekten sehen, Fenster während der Fahrt unbedingt geschlossen halten. Von großer Wichtigkeit ist hier der Hinweis, daß Müll- und Abfalltonnen auf Rastplätzen mit Parkmöglichkeit besonders gefährlich sind.

10. Nester wild lebender Insekten in der Umgebung von Wohn-
    stätten sollten von Spezialisten und auf keinen Fall von insek-
    tenempfindlichen Laien beseitigt werden. In ländlichen Bezir-
    ken bitte unbedingt die Feuerwehr holen, die mit Fangkörben
    spezialisiert ist.
11. Insektenverhütungs- oder -vernichtungsmittel sind keinesfalls
    auf lange Sicht Therapiemöglichkeiten. Eine Immuntherapie
    ist unbedingt bei anamnestischen anaphylaktischen Reaktio-
    nen angeraten, ohne daß andere Verhütungsmaßnahmen ver-
    nachlässigt werden sollten.
12. Einen Allergiepaß mit Hinweis auf frühere Stichereignisse und
    auf Testergebnisse und die spezifische Behandlung sollten die-
    se Patienten immer und unbedingt bei sich haben.

Nahrungsmittel-Allergie

Diese Gruppe von über die Schleimhäute des Magen-Darm-Kanals und der Haut zugeführten Allergene wird im klinischen Kapitel über die Nahrungsmittelallergien (S. 79) abgehandelt.

2.2.5 Klinisch-serologische Hinweise
einer abgelaufenen Sensibilisierung

Auf die erste poliklinische Untersuchungsphase, die die allgemeine
Kontaktaufnahme mit dem Patienten, die Erhebung der Eigen-
und Familienanamnese, die Bewertung des verdächtigten und angeschuldigten Allergenkatalogs und die klinische Beurteilung zu-
sätzlicher allgemeinmedizinischer „Schienungseffekte" beinhaltet,
folgt die zweite poliklinische Untersuchungsphase: Hinweis bzw.
Beweis einer abgelaufenen Sensibilisierung.

2.2.5.1 Diagnostischer Stellenwert von Hauttestungen

Hauttestungen sollten Bestätigung der während der ersten poliklinischen Untersuchungsphase gestellten Verdachtsdiagnose bringen. Alle Arten von Testungen liefern bestenfalls eine Information,
einen Hinweis, aber keinen Beweis einer stattgehabten Sensibilisierung. Insbesondere können Hauttestungen nicht zur Einstufung ei-

nes ätiopathogenetisch unklaren Krankheitsbildes in die Gruppe allergischer Erkrankungen dienen. Zur Aufklärung der Ätiologie einer allergischen Erkrankung bedarf es einer sorgfältig überlegten Reihe allergischer Hauttests sowie anderer Test- und Provokationsmethoden, die technisch einwandfrei durchgeführt und vorsichtig gedeutet werden müssen auf der Grundlage von Anamnese, klinischer und physikalischer Untersuchung und sorgfältiger Beobachtung des Krankheitsverlaufes durch mehr oder weniger lange Zeitperioden.

Die Richtlinien zur korrekten Interpretation der Hauttests schließen folgende Punkte ein:

1. Hauttestungen allein können das fraglich ursächliche, von Arzt bzw. Patient angeschuldigte Allergen nicht identifizieren. Sie können ggf. eine Berichtigung und Ergänzung der allgemeinärztlichen Untersuchungs- und Laboratoriumsergebnisse herbeiführen. So läßt sich eine Rhinopathie – ohne Asthma – als Teilsymptom eines atopischen Symptomenkomplexes durch das Allergenspektrum abtrennen von einer echten allergischen Rhinitis – mit Asthma – als Folge einer exogenen Sensibilisierung.
2. Ein Charakteristikum des atopischen Symptomenkomplexes sind positive Hautreaktionen gegen sonst „unschädliche" und nicht sensibilisierende Umgebungssubstanzen, die für den Atopiker Allergene sind.
3. Negative Hauttests mit Gruppenextrakten (z. B. Pollenallergenen) sind mit dem betreffenden, anamnestisch verdächtigen Einzelallergen aus dieser Gruppe nachzuprüfen. Prinzipiell ist zur Suchdiagnostik als Screening-Test jedoch der Gruppenextrakt vorzuziehen. In der pädiatrischen allergologischen Diagnostik werden ebenfalls Allergengruppenextrakte zu Testungen verwandt, um die Ausdehnung einer Sensibilisierung zu erkennen (u. a. Hoffmann).
4. Hauttests bei Atopikern sind bei anamnestisch und klinisch fraglichen Nahrungsmittelallergien häufig sehr stark positiv, und zwar nicht selten mit nahezu allen getesteten Nahrungsmitteln (bei negativer Kochsalzkontrolle). Hier kommt den positiven Pricktests eindeutig praktische Bedeutung zu, während

schwach positive Pricktests oder lediglich intrakutan erfaßbare Reaktionen einen unsicheren Aussagewert besitzen (Ring).

5. Positive Hauttests korrelieren nicht mit anamnestisch bzw. klinisch angeschuldigten Allergenen bei einer atopischen Dermatitis.

6. Die Aussagefähigkeit von Hauttests zur Diagnose einer Typ I-Reaktion (Urtikaria, Angioödem, Asthma, Rhinitis) gegen Medikamente ist begrenzt, da häufig Metaboliten der Arzneimittel, aber nicht das unveränderte Medikament selbst, für die Klinik der Überempfindlichkeitsreaktion verantwortlich sind. Es sei hier auf das Buch „Erkrankungen durch Arzneimittel" – in dritter überarbeiteter Auflage – verwiesen. In diesem Buch wurde von Christ, Michel und Rosenthal die Hautdiagnostik bei Arzneimittelallergie dargestellt.

7. Wichtig ist die Frage, wer die Testergebnisse ablesen bzw. interpretieren soll. Es wurde schon früher darauf hingewiesen, daß Hauttestungen oder Allergenexpositionen am erkrankten Schockorgan nur vom allergologisch spezialisierten und den Patienten selbst behandelnden Arzt und nicht von medizinisch-technischen Hilfskräften in „Testinstituten" durchgeführt werden sollen. Es besteht aber durchaus die Möglichkeit, daß die Sprechstundenhilfe oder eine Praxishelferin bei technischen Voraussetzungen und Kenntnissen die Hauttests durchführt; die Ablesung mit endgültiger Beurteilung der Testergebnisse hat jedenfalls durch den Arzt zu erfolgen, der dann auch die klinische Wertigkeit entscheiden soll. Bei dieser Gelegenheit kann bei nochmaligem Kontakt mit dem Patienten eine Ergänzung der Anamnese erfolgen. Der Arzt sollte auch bei Testterminen immer in der Praxis erreichbar sein, nicht nur zur kritischen Würdigung der Testergebnisse, sondern auch zur dringlichen Therapie bei Zwischenfällen.

2.2.5.2 Laboratoriumsmedizin: Serologische Grundlagen der Hauttestungen

Auch Laboratoriumsuntersuchungen sollen anamnestische Angaben und erste klinische Untersuchungsergebnisse lediglich ergänzen.

Neben den üblichen hämatologischen Untersuchungen wie Blutbild mit Differentialzählung (leichte bzw. ausgeprägte Eosinophilie; Gesamteosinophilenzahl, Sekretabstriche) und der Bestimmung des gesamten und des spezifischen IgE-Spiegels sind Hauttestungen zur Identifizierung einer Sofortreaktion von Bedeutung. Hier ist der Augenblick, auf den Stellenwert der IgE-Bestimmung bei der Diagnostik des Hausarztes und in der Allergie-Poliklinik einzugehen. Es kommt immer wieder vor, daß als Überweisungsgrund zur Allergie-Poliklinik „hoher RAST auf Hausstaub – spezifische Hyposensibilisierung?" angegeben wird. Es ist vielleicht daher notwendig, kurz auf die praktische Leistungsfähigkeit dieser Nachweismethoden einzugehen. Es sind zweifelsohne gewisse Vorteile vorhanden, die die in vitro-Diagnostik IgE-vermittelter Reaktionen bietet: keine Veränderung der Sensibilisierungslage durch unterbliebenen Kontakt von Antigen und humoralem bzw. zellsessilem Immunsystem, keine Belastung der Patienten, besonders der Kinder, Möglichkeit der Verschickung und Aufbewahrung der Proben. Nach Baenkler dient die Bestimmung des Serumgesamt-IgE als Globaltest zur Beurteilung unmittelbarer Sensibilisierungslage und mittelbarer Sensibilisierungsbereitschaft. Der Indikationsbereich zur Bestimmung ist relativ eng. In der Pädiatrie ist das Gesamt-IgE von zweifelhaftem Wert, da es hier viele Krankheitsbilder mit Erhöhung des Gesamt-IgE gibt, die nicht in den atopischen Formenkreis gehören.

Indikationsbereiche zum Nachweis spezifischer IgE-Antikörper sind die Identifizierung eines ursächlichen Allergens bei einer Gruppensensibilisierung, Hautveränderungen, die eine exakte Beurteilung von Hauttestungen unmöglich machen, oder Langzeittherapien mit Kortikoiden bei Bronchialasthma, die die Testergebnisse beeinflussen. Verlaufskontrollen zur Beurteilung einer mehr oder weniger erfolgreichen Karenz oder der Therapieüberwachung und der Heranziehung des spezifischen IgE sind sinnvoll.

Kurvits hat schon vor Jahren betont, daß RAST-Bestimmungen *immer* auf der speziellen Allergieanamnese beruhen müssen und daß die Ergebnisse immer in Zusammenhang mit der Anamnese und den Hauttestungen gesehen werden müssen. RAST-Untersuchungen sind ohne große Aussagekraft bei unspezifischer Allergieanamnese und negativen Hauttests. RAST ist eine Alternative bzw. eine Ergänzung in der Pädiatrie, bei schweren Hauterkrankungen, bei Allergie durch Nahrungsmittel, Schimmelpilze, Hausstaub, Insekten, bei Diskrepanzen positiver Hauttests und negativer Anamnese und umgekehrt, bei riskanten und/oder unbequemen Provokationstests am Schockorgan und schließlich zur Bestätigung negativer Hauttests.

Die direkte Einbringung eines Antigens in die Haut des Patienten stellt eine einfache, aber eindrucksvolle Technik zum Nachweis von IgE-Antikörpern gegenüber spezifischen Antigenen dar. Überempfindlichkeitsreaktionen entstehen, wenn der Organismus nach vorausgehendem Kontakt mit einem Antigen eine Abwehrreaktion in Form von Antikörpern aufgebaut hat und wenn diese Antigen-Antikörperreaktion je nach serologischen Abwehrmechanismen unterschiedliche Folgereaktionen eingeleitet hat. Wird das in intermittierendem Rhythmus zugeführte Antigen an IgE-beladenen Mastzellen und Plasmazellen gebunden, dann kommt es über den Weg der Mastzellendegranulation zu entzündlichen Veränderungen der *Typ I-Allergie*.

Während der sensibilisierte Organismus gegen eine Unmenge von Antigenen als adäquate Antwort IgM, IgG und IgA bilden kann, können fast nur Proteine (Parasiten, Milben, pflanzliche bzw. tierische Proteine) eine IgE-Synthese in Gang bringen. Interessant sind in diesem Zusammenhang die experimentellen Beobachtungen, daß eine sofortige urtikarielle Quaddelreaktion bei Injektion tierischer Antikörper gegen menschliche IgE-Immunglobuline entsteht, und zwar sowohl bei Allergikern als auch bei Nicht-Allergikern; IgE ist offensichtlich ein normaler Bestandteil der menschlichen Haut. Der Ablauf dieser IgE-Synthese wird durch die Antigenart (u. a. durch deren Molekülgröße), Ort der Sensibilisierung (Schleimhaut der Respirationsorgane, Haut) und genetische Konstitution (unter Mitwirkung von HLA-Antigenen) kontrolliert.

Die Degeneration der Mastzellen und Basophilen sowohl am Ort des Erstkontaktes des Antigens mit IgE-Molekülen als auch an anderen anatomisch prädestinierten Stellen des Organismus geht sehr rasch mit der Freisetzung von Histamin, chemotaktischen Faktoren und anderen Mediatoren, besonders Serotonin, einher. Dieser Vorgang zeigt sich morphologisch an den Hautreaktionen.

Die Typ I-Allergien, die eine große pathogene Rolle in der klinischen Allergologie spielen, zeigen ihre klinischen Symptome unmittelbar nach der Mastzellendegranulation. Aus dieser unmittelbar („sofort") nach der Mastzellen- bzw. Basophilendegranulation einsetzenden Gefäßreaktion, die ihr Maximum nach 5–10 min erreicht hat, resultiert die Tatsache, daß die Hauttestreaktion spätestens nach 15–20 min abzulesen ist. Die Größe des Erythems und die Ausdehnung bzw. Ausbreitung der Quaddeln sollte am besten mit einem durchsichtigen Lineal oder mit einem Plastikmeßplättchen ausgemessen werden. Es können entweder der größte und der kleinste Durchmesser der Erythem- und Quaddelreaktion verglichen werden, oder es wird lediglich der größte Quaddeldurchmesser registriert. Es können aber auch Stärke des Erythems und der Quaddel mit 1–3 bzw. 4–6 numeriert und dann zahlenmäßig verglichen werden. Wichtig sind die Pseudopodien, flammenartige Auszackungen, die von der Quaddel ausgehen. Zur Messung und Konsistenzbeurteilung (Schwellung bzw. Rötung) der Quaddel kann man auch die Hauteffloreszenz zwischen den Fingern palpieren und beurteilen. Die Quaddel wird dann als abgeblaßtes zentrales Areal dargestellt.

Für die Klinik ist die Möglichkeit einer *Spätphasenreaktion* von Wichtigkeit, die 6–8 h nach der Mastzellendegranulation als neue entzündliche Reaktion durch eine sekundäre Zellinfiltration aufgrund der Aktivität eingewanderter Leukozyten und der Mediatorenfreisetzung auftritt. Diese Reaktion ist für die Testpraxis deswegen von Wichtigkeit, weil das eventuelle Maximum dieser Spätreaktion bei Testungen am Spätnachmittag in den Abend fallen und nicht beurteilt werden kann.

Zytotoxische Typ II-Reaktionen entstehen, wenn ein Antigen ein Bestandteil der Membranoberfläche einer Zelle wird, wenn Immunglobuline gegen dieses Antigen produziert werden und wenn dann unter Aktivierung des Komplementsystems die Antigen-Antikörperreaktion abläuft. Hauttestungen spielen zum Nachweis zytotoxischer Reaktionen nur eine geringe Rolle.

Die *Arthus-Reaktion* beginnt im Sinne einer „halbverzögerten" Hautreaktion in ihrer Reaktionskette mit der Bildung von intravasalen und extrazellulären Antigen-Antikörperkomplexen, gefolgt von der sekundären Anlagerung dieser Komplexe an Zellmembranen unter Aktivierung des Komplementsystems. Diese Immunmechanismen liegen unter anderem auch der exogenen allergischen Alveolitis (z. B. bei der Taubenzüchterlunge) zugrunde. Der diagnostische Wert der Hauttests wird bei der allergischen Alveolitis als gering eingestuft. Wie schon erwähnt, wird sehr oft aus praktischen und organisatorischen Gründen auf eine zweite Testablesung nach 4–6–8 h verzichtet. Die halbverzögerte Reaktion erreicht zu diesem Zeitpunkt jedoch ihren Höhepunkt. Bei Nachweis von IgG-Immunglobulinen gegen das inhalatorische Allergen ist diese Typ III-Reaktion nicht allzu selten. Aber unerwartet häufig findet man auch Sofortreaktionen an der Haut, bei der Vogelhalterlunge schwankend zwischen 26 und 100%. Da klinisch gesunde, allergenexponierte Farmer mit IgG-Antikörpern eine Sofortreaktion in 50% zeigen und gesunde, allergenexponierte Landarbeiter ohne IgG-Antikörper nur in 5% eine allergische Sofortreaktion aufweisen (Friedman et al.), ergibt sich die Vermutung, daß bestimmte IgG-Antikörper auch für die Sofortreaktion im Sinne von IgG-short-term-Antikörpern verantwortlich sind (Sennekamp).

Die *Typ IV-Reaktion* ist dann zu beobachten, wenn kleine sensibilisierte, thymusabhängige "delayed type hypersensitivity" DTH-Effektorlymphozyten auf das Antigen stoßen; es kommt zur Bildung und Freisetzung pharmakologischer Mediatoren, der Lymphokine, die vorwiegend Makrophagen anlocken und aktivieren. Es sind nicht gewebsfixierte oder zirkulierende Immunglobuline für diese Spättypenreaktionen verantwortlich.

Klinische Beispiele dieser Typ IV-Reaktionen sind morphologische Hautveränderungen bei Bakterien-, Pilz- und Virusinfektionen, bei Arzneimittelallergien, Kontaktekzem und generalisierten Exanthemen.

Zum zeitlichen Ablauf dieser Reaktion ist zu sagen, daß die antigenbeladenen DTH-Lymphozyten einige Stunden nach dem Antigenkontakt diese Lymphokine sezernieren und daß nach 4–8 h eine leichte, vasoaktiv entzündliche Reaktion mit Entstehung eines polymorphkernigen Infiltrats abläuft. Dieses Infiltrat erreicht nach 24–48 h seine größte Dichte.

2.2.5.3 Kritik und Fehlermöglichkeiten der Hauttestungen

Hauttests werden aus verschiedenen Gründen kritisch beurteilt und in ihrer Aussagefähigkeit angezweifelt.

1. Sie sind positiv gegenüber einem oder mehreren anamnestisch bekannten Allergenen, wenn klinische Symptome nicht vorhanden sind, und sie sind negativ, wenn der klinische Gesamteindruck für eine allergische Erkrankung spricht oder wenn Provokationstests am Schockorgan mit dem verdächtigten Allergen eine Reaktion hervorrufen.
2. Der Grad der Positivität kann von einer Hautstelle zur anderen schwanken (z. B. Rücken bzw. Unterarmbeugeseite).
3. Die Allergenpotenz des Ausgangsmaterials kann aus biologischen Gründen von einer Charge zur anderen schwanken, je nach der Herstellerfirma und dem Ursprungsjahr.
4. Der Auslauftermin der Allergentestlöstungen ist nach 2–3 Jahren erreicht.
5. Antihistaminika und Sympathikomimetika können die Testergebnisse ungünstig beeinflussen, ebenso unterdrücken Corticoide verzögerte Hauttestreaktionen.

Viele dieser Probleme konnten bereits durch verbesserte technische Maßnahmen und durch die Extraktstandardisierung gelöst werden (Norman et al.).

Zwei wichtige Voraussetzungen müssen zur Durchführung von Hauttestungen gegeben sein:

1. Der Patient sollte Symptome der Erkrankung eines Organs oder eines Organsystems aufweisen, deren allergisch-hyperergische Entstehung im Bereich des Wahrscheinlichen bzw. Möglichen liegt. Erkrankungen, die tierexperimentell nach Sensibilisierung und Immunisierung, auch Autoimmunisierung, reproduziert werden können, für die es kein humanpathologisches Äquivalent gibt, sind keine Grundlagen zur Durchführung diagnostischer Hauttestungen.
2. Nach einer initialen Sensibilisierung eines atopischen Organismus kommt es – nach weiterer intermittierender Antigenzufuhr – zur Antikörperproduktion in steigenden Titern, bis es dann „eines Tages" zum klinischen Erscheinungsbild einer allergi-

schen Erkrankung kommt. Dieses Krankheitsbild zeigt Anfallscharakter.

Diese beiden Charakteristika allergischer Erkrankungen, aller-
gisch-hyperergischer Entstehungs- bzw. Unterhaltungsmechanismus und anfallsartige bzw. schubweise klinische Symptomatik,
sind die Voraussetzungen zu Hauttestungen im Rahmen der klinischen, allergologischen Diagnostik. Es ist eine Selbstverständlichkeit, daß eine Exploration des Patienten anhand einer erhobenen
allgemeinen Eigen- und Familienanamnese, eine vollständige klinische, eine physikalische und einige grundsätzliche Laboratoriumsuntersuchungen (einschl. Bluteosinophilie) durchgeführt werden.

2.2.5.4 Allgemeine Kontraindikationen zu Testungen

Generalisierte, im Gesamtorganismus und dessen Stoffwechselsi-
tuationen begründete Kontraindikationen sind von lokalen abzutrennen.

Man sollte mit diagnostischen Hauttestungen dann zurückhaltend sein, wenn eine Anfallssymptomatik von fraglich allergischem
Charakter, der ja durch Testungen geklärt werden soll, weder
anamnestisch noch klinisch vorhanden ist, oder der durch klinisch-
pharmakologische Maßnahmen gebessert oder unterbrochen werden konnte. So sind zum Beispiel Hauttests mit anamnestisch verdächtigen Inhalationsallergenen dann sicher kontraindiziert, wenn
ein Asthmaanfall erst wenige Tage zurückliegt; vier bis sechs Tage
muß der Patient beschwerde- und symptomfrei sein.

Weitere beachtenswerte Kontraindikationen sind sekundäre
entzündlich-bakterielle, auch degenerative Veränderungen am
Schockorgan.

Ein typisches Beispiel sind chronisch-entzündliche Veränderungen im Nasen-Rachen-Raum, z. B. die hyperplastische Sinusitis
oder die Polyposis nasi. Grove und Farrior fanden bei 200 Patienten mit hyperplastischer Sinusitis, daß jeder von ihnen Kombina-
tionen mit einer allergischen Rhinopathie aufwies; 165 hatten
Bronchialasthma; 25 Heuschnupfen, 23 allergische Ekzeme, der
Rest andere allergische Erkrankungen. Die Hälfte wies positive
Erythem-Quaddeln-Reaktionen gegenüber bekannten Allergenen
auf, aber viele dieser Reaktionen wurden als klinisch nicht relevant

angesehen. Es ist unbedingt notwendig, vor diagnostischen Testungen und deren therapeutischen Konsequenzen eine HNO-ärztliche Konsultation mit möglicher operativer Sanierung durchzuführen.

Man erlebt es nicht allzu selten, daß der HNO-Arzt eine operative Sanierung befürwortet, daß aber wegen Bettenknappheit der betreffende Patient erst nach einer gewissen Zeit aufgenommen werden kann. Diese Zeit soll – nach Urteil des HNO-Arztes – dann mit Hauttestungen und mit einer spezifischen Hyposensibilisierung ausgefüllt werden. Es geht nicht an, eine spezifische Hyposensibilisierung nach Antigenanalyse durchzuführen und dann – bei unbefriedigendem oder negativem Erfolg – die operative Sanierung anzuschließen. Es geht auch nicht an, die postoperativen Tage einer stationären Behandlung mit Hauttestungen „auszufüllen", Testungen sind erst nach mindestens drei Wochen indiziert. Operative Sanierung und spezifische Hyposensibilisierung sind keine therapeutischen Konkurrenzunternehmen oder Alternativmaßnahmen.

Ein weiteres Problem ist die Frage einer Sekundärinfektion. 80–95% der Kulturen von Nebenhöhlenspülflüssigkeiten bei der klinischen Diagnose einer Polypose einer hyperplastischen Sinusitis zeigen Wachstum von Staphylokokken, Streptokokken und Pneumokokken.

Die gleiche Situation besteht bei der Differentialdiagnostik „atopisches, reaginvermitteltes, paroxysmales Asthma" und „chronisch infektives Asthma". Auch hier ist es unbedingt notwendig, mit diagnostischen Hauttestungen bei bakteriellen und entzündlichen Sekundärerscheinungen am Schockorgan zurückhaltend zu sein; auf entzündliche allgemeine Reaktionen (Allgemeinbefinden mit subfebrilen Temperaturen; Senkungsbeschleunigung, entzündliche Blutbildveränderungen) ist unbedingt zu achten. Es ist sehr schwer, degenerative, in ihrer pathogenetischen Bedeutung nicht entzündliche Veränderungen am Schockorgan abzugrenzen gegen einen echten allergischen Entstehungsmechanismus. Es ist fast schon selbstverständlich, Röntgenaufnahmen der Thoraxorgane und ggf. der Nebenhöhlen vom überweisenden Hausarzt zu erbitten, ehe mit Testungen begonnen wird. Weitere Kontraindikationen allgemeiner Art sind Herzerkrankungen wie Zustand nach Herzinfarkt mit erhöhten Fermentaktivitäten und Dekompensationserscheinungen, wie dekompensierte, muskuläre Herzinsuffizienz, schwere Schilddrüsenfunktionsstörungen, diabetische Stoffwechselentgleisung und dekompensierte Niereninsuffizienz.

Kurz ist noch die Frage zu diskutieren, ob eine Schwangerschaft zu irgendeinem Zeitpunkt eine Kontraindikation zu diagnostischen Hauttestungen darstellt. Ohne auf grundsätzliche Fragen der plazentaren Semipermeabilität für Immunglobuline einzugehen, sollten diagnostische Hauttests im ersten Trimenon keinesfalls durchgeführt werden. Da Hauttestungen prinzipiell nur dann sinnvoll sind, wenn therapeutische Konsequenzen aus ihren Ergebnissen gezogen werden, z. B. eine Allergenkarenz oder Hyposensibilisierung, sind Hauttestungen wegen der hormonellen Instabilität in der Schwangerschaft nicht als relevant zu bezeichnen.

Schließlich stellt sich die Frage nach der Notwendigkeit bzw. nach der Zweckmäßigkeit wiederholter Testungen sowohl im Rahmen angeforderter Nachbegutachtungen als auch während und im Ablauf einer spezifischen Hyposensibilisierung zum Zweck einer Erfolgsbeurteilung. Die Einwände gegen all zu häufige Hauttestungen sind bekannt und auch nicht unberechtigt, denn diese können entweder subklinische Sensibilisierungen klinisch evident werden lassen oder den Sensibilisierungsgrad verschlechtern. Dazu kommt noch die Tatsache, daß eine spontane Rückbildung einer einmal erworbenen Sensibilisierung nur in größeren, jahrelangen Zeitabständen zu erwarten sein dürfte. Veltman ist daher der Meinung, daß Kutan- und Epikutantestungen nicht allzu häufig durchgeführt werden sollten, gutachterliche Nachuntersuchungen sollten in etwa drei- bis fünfjährigen Abständen erfolgen. Es ist nach allgemeiner Ansicht auch nicht notwendig, Kontrolltestungen nach jeder abgeschlossenen präsaisonalen oder saisonalen spezifischen Hyposensibilisierung ablaufen zu lassen. Es genügt durchaus, Kontrolltestungen nach drei spezifischen präsaisonalen Hyposensibilisierungen durchzuführen.

2.2.5.5 Täuschungsmöglichkeiten

Eine positive Hautreaktion erlaubt folgende Interpretationsmöglichkeiten:

1. Der „Idealfall" ist dann vorhanden, wenn positive Hauttestungen anamnestische Angaben bestätigen können.

2. Ein Patient kann durch eine ihm bekannte Substanz sensibilisiert sein und klinische Symptome zeigen, ohne einen Beweis durch eine Hautreaktion bei der Testung zu erhalten.
3. Man kann von positiven Hautreaktionen nicht mit Sicherheit auf eine allgemeine Sensibilisierung des Organismus, besonders des allergischen Schockorgans schließen;
3.1 Asthmatiker mit langer Anamnese reagieren oft auf zahlreiche Allergene, die nicht alle Ursache des Asthmas sind: Verbreiterung des allergenen Spektrums;
3.2 die Eliminierung eines hautpositiven Allergens aus der Umgebung des Allergikers oder auch die spezifische Hyposensibilisierung mit dem betreffenden Allergen, die hautpositive Testergebnisse gezeigt haben, haben oft nicht den geringsten Besserungseffekt der Krankheit. Der „Idealfall" der Diagnostik ist bei jedem klinischen Hauttest, wenn ein eindeutiges Verschwinden oder eine deutliche Besserung in der Symptomatik nach Elimination des positiv reagierenden Allergens oder dessen fehlender Exposition eintritt, bzw. nach Reexposition ein neuerliches Auftreten der Symptomatik zu beobachten ist.

Nur der Erfolg der spezifischen Hyposensibilisierung beweist, daß ein durch Hauttests festgestelltes Allergen tatsächlich wirklich einen ätiologischen Faktor der allergischen Erkrankung darstellt.

Falsch negative Hauttests resultieren aus inadäquater Testtechnik, Aktivitätsverlust der Allergenlösungen und aus der vorhergehenden Medikation von Arzneimitteln, die die Reaktivität der Haut unterdrücken oder verändern. Es gibt wenige Patienten, die ein spezifisches Organreaktionsvermögen bei fehlender Hautempfindlichkeit gegen das spezifische Allergen aufweisen. Es konnten Pollenallergiker mit eindeutiger kosaisonaler Symptomatik beobachtet werden, die aber durchweg negative Hautreaktionen aufwiesen. Bei diesen Patienten sind dann RAST-Tests oder Provokationstests am Schockorgan angezeigt. Auf die klinisch-pharmakologische Beeinflussung von Hauttestungen wurde eingegangen.

Falsch positive Hauttests können mit fehlerhafter Herstellung und/oder Anwendung der Allergentestlösung zusammenhängen: Abweichung vom physiologischen pH oder von Osmolarität, Gegenwart niedermolekularer Irritanzien, Intradermalinjektion von

Lösungen, die eine Glyzerinkonzentration von mehr als 6% enthalten, Intradermalinjektionen zu großer Flüssigkeitsmengen (über 0,02 ml). Substanzen, die eine unspezifische Histaminfreisetzung verursachen (besonders Nahrungsmittelextrakte) und physikalisch ausgelöster Dermographismus können auch falsch positive Reaktionen erzeugen.

2.2.5.6 Hauttestungen zur Diagnostik der Atopie

Auf die Atopie soll hier nochmals nur insofern eingegangen werden, als Hauttestungen zu deren klinischen Diagnostik beitragen können. Der Begriff der Atopie ist für die Klinik wertvoll, um das Konzept einer familiären Tendenz zur Soforttyp-Sensibilisierung aufzuzeigen (Wüthrich). Nach Sherman werden mit „Atopie" immunologische Mechanismen charakterisiert, die durch positive urtikarielle Sofortreaktionen auf Antigene im Hauttest definiert sind.

Es kommt vor, daß Patienten ohne allergische Eigen- und Familienanamnese und ohne allergische Symptomatik und Beschwerden zu diagnostischen Hauttestungen kommen, da sie einen Beruf ergreifen wollen oder bereits ausüben, der verstärkt zur Sensibilisierung prädestiniert. Es ist dann festzustellen, ob der Betreffende Träger einer Atopie ist.

Voorhorst hat unter Berücksichtigung klinischer Symptome den Begriff des *atopischen Syndroms* geprägt, das dreiphasisch abzulaufen pflegt; eine hereditäre Komponente gehört unbedingt zu den Charakteristika. In der präatopischen Phase sind Neigungen zu pulmonalen Infekten und zum konstitutionellen Ekzem häufig; in dieser Phase des Syndroms werden Patienten und potentielle Allergiker in die Sprechstunde kommen, da sie fürchten, allergisch gegen Alltagsstoffe zu sein oder zu werden. Die zweite Phase ist die eigentliche, klinisch evidente Atopie mit ausgeprägter Symptomatik, gefolgt von der ausklingenden postatopischen dritten Phase. Zu den Kriterien gehören nach Voorhorst in diesem Zusammenhang:

1. eine positive Hautreaktion gegen das vermutete Allergen;
2. eindeutig konstitutionelle Charakterisierung dieser Allergieform, häufig verbunden mit konstitutioneller atopischer Dermatitis.

Andere mehr klinische Kriterien interessieren in diesem Kapitel zur Diagnostik einer klinisch nicht evidenten Atopie nicht so sehr. Der atopische Status mit seinen multiplen Sensibilisierungen hat keine direkte Beziehung zu einer etwa beruflich aufgezwungenen Sensibilisierung gegen ein definiertes aggressives Antigen. Pepys untersuchte über 350 poliklinische Patienten bezüglich ihres atopischen Status. Sie wurden mit 21 Routineallergenen getestet und nach dem frühesten Beginn von infantilem Ekzem, Rhinitis oder Asthma in Gruppen eingeteilt. Je früher diese Krankheiten einsetzten, um so klinisch ausgeprägter war der atopische Status. In Altersstufen unter zehn Jahren waren 90% positive Reagenden mit einer ungewöhnlich hohen Beteiligung vieler Allergene. Je später der Krankheitsbeginn, um so geringer der atopische Status und um so niedriger der Prozentsatz positiv reagierender Allergene (meist mit nur 1–3 Allergenen).

Adkinson hat für das Bronchialasthma und Schnyder (1960) für die übrigen Atopien festgestellt, daß die familiäre Belastung bei Atopikern ohne Einfluß auf den Ausfall der Hauttestung ist und daß der Nachweis hautsessiler Reagine zur Diagnostik des Atopikers nicht sicher verwertbar ist.

2.2.5.7 Zusammenfassung

Die vorhergehenden Kapitel über die allgemeine, klinische allergologische Diagnostik bei Patienten, die erstmalig in die Praxis bzw. Sprechstunde kommen und glauben (oder der überweisende Arzt glaubt es), daß ihre Beschwerden allergisch verursacht sind, haben zwei wichtige Fragen aufgezeichnet:

Frage 1: Kann die allergische Eigen- und Familienanamnese einschließlich der Frage nach sog. Begleitkrankheiten bereits Klarheit in der Richtung bringen, ob der oder die Betreffende selbst ein Allergiker bzw. eine Allergikerin ist und aus einer Atopiker-Familie stammt?

Frage 2: Welchen Aussagewert haben Hauttestungen, wenn sie nicht nur Bestätigung klinisch-anamnestischer Hinweise beim einzelnen Patienten, sondern auch bei Familienuntersuchungen sein sollen?

Zu Frage 1:

Es läßt sich aufgrund der vorliegenden Literatur und eigener statistischer Ergebnisse folgendermaßen beantworten: Die allergische Eigen- und Familienanamnese, erhoben durch persönliche Unterhaltung von Arzt und Patient und ergänzt und unterstützt durch einen vom Allergiker ausgefüllten Fragebogen, kann lediglich wichtige Hinweise bringen, ob der Patient selbst ein Allergiker mit einer, in diesem Augenblick vorhandenen "subclinical allergy" ist oder aus einer Atopiker-Familie stammt. Nicht all zu selten bringen Eltern nicht nur das allergisch erkrankte Kind, sondern auch dessen klinisch gesunde Geschwister in die Sprechstunde mit, mit der Fragestellung, ob die noch gesunden Geschwister eines Tages allergisch werden können. Da die Reaginbildung bei Atopikern kein obligater immunologischer Mechanismus ist und lediglich eine genetische Fixierung der Tendenz zur Reaginbildung vorliegt, ist die Frage 2 jetzt besonders schwierig zu beantworten.

Zu Frage 2:

Hauttests, vor allem die kutanen Prick-Tests, haben dann einen großen klinischen Aussagewert, wenn sie positiv mit vorwiegend inhalativen Umgebungsallergenen bei klinisch gesunden Atopikern im Kleinkindes- und Kindesalter ausfallen und wenn sie Bestätigungstest bei klinisch latenten Atopikern einer Allergiker-Familie sein sollen.

2.2.6 Tests am Schockorgan

Die direkte Antigenapplikation auf die Mucosa der Respirationsorgane (Nasal-, Konjunktival- und Bronchialschleimhaut) und des Magen-Darm-Kanals mit anschließender Beobachtung von Funktionsabläufen stellt eine wichtige Ergänzung der Hauttests dar. Der Vorteil dieser Organtests ist die Identifizierung klinisch wichtiger Allergene, besonders bei Patienten mit einer Anzahl positiver Hauttests ohne sichere klinische Relevanz dieser positiven Reaktionen. Nachteile der Provokationstests sind die Beschränkung auf ein Antigen pro Sitzung, die gelegentlich ungenaue Quantifizierung der Reaktion besonders bei Konjunktival- und Nasenprovokation, die Schwierigkeiten der Standardisierung jedes Allergens bei der Haut- und Organtestung und schließlich die Gefahr bedrohlicher Schocksymptome wie z. B. Bronchospasmus nach Bronchialprovokation bei hochsensibilisierten Asthmatikern.

2.2.6.1 Nasaltest

Der nasale Provokationstest hat die Aufgabe, die klinische Symptomatik der Schleimhautsensibilisierung zu imitieren und zu reproduzieren. Folgende Gesichtspunkte sind zu beobachten:

a) Es sollte einige Tage vor der geplanten nasalen Exposition möglichst Beschwerdefreiheit bestanden haben. Mindestens 48 h vorher sollten keine Antihistaminika und auch keine Steroide topisch angewandt worden sein.

b) Eine vorhergehende Rhinoskopie sollte einen Schleimhautbefund ergeben, der in seiner Charakteristik auf einen hier ablaufenden Sensibilisierungsvorgang verdächtig ist.

c) Die Konzentration der lokal zu applizierenden Antigenlösung sollte dem 10fachen der positiven Hautreaktion entsprechen.

d) Die Verdünnungslösung ist als Kontrolle in die andere Nasenöffnung einzubringen.

e) Bei der Applikation zu großer oder zu konzentrierter Antigenlösungen – entweder eingeschnupft, eingeträufelt oder aufgestäubt – kann es zu heftigen bzw. überschießenden Lokalreaktionen kommen, einhergehend mit konjunktivalen Reizerscheinungen und gelegentlich auch Kopfschmerzen. Die Beurteilung der Verkehrstüchtigkeit kann ein Problem darstellen.

f) Typische akute Systemreaktionen sind selten, es besteht jedoch die Möglichkeit, daß die Testlösung über den Nasen-Rachenraum in das Bronchialsystem abläuft und zu bronchialen Reaktionen führt.

2.2.6.2 Konjunktivaltest

Der Nachweis einer graduell verschiedenen, konjunktivalen Sensibilisierung läßt sich nach lokaler Antigenapplikation an den Schleimhautveränderungen erbringen. Folgende Gesichtspunkte sind hier zu berücksichtigen:

a) Eine positive Typ I-Reaktion bei der Hauttestung mit inhalativen Allergenen fällt mit dem gleichen, allerdings verdünnten Testextrakt in der Regel ebenfalls positiv aus.

b) Bei negativem Prick- bzw. Intrakutantest ist es ungewöhnlich, mit dem gleichen, entsprechend verdünnten und anamnestisch verdächtigten Allergen ein positives Testergebnis bei der Ophthalmoprobe zu bekommen.

c) Kontraindikationen zu Testungen sind auch hier – wie an anderen Organen – primär oder sekundär entzündliche Vorgänge, Begrenzung der Ophthalmoprobe auf ein Antigen pro Sitzung und der Zeitaufwand sind wichtige Gesichtspunkte für die Indikation.

d) Auch hier – ähnlich wie beim Nasaltest – können überschießende Lokalreaktionen (z. B. Schleiersehen) nach Abschluß des Testvorgangs auftreten, die die allgemeine Verkehrstüchtigkeit und Berufseinsatzfähigkeit beeinträchtigen können.

2.2.6.3 Bronchialer Expositionstest

Während nasale und konjunktivale Provokationstests sich im allgemeinen in einer internistisch orientierten Allergiesprechstunde oder Poliklinik ohne größere technische Schwierigkeiten durchführen lassen, benötigt man ein gut eingerichtetes Lungenfunktionslaboratorium einschließlich intensivmedizinischer Behandlungsmöglichkeiten, um bronchiale Antigenprovokationen ohne größere Schwierigkeiten durchführen zu können. Da diese Untersuchungen den Rahmen einer Allergie-Poliklinik sprengen, soll hier nicht weiter auf Technik, Aussagefähigkeit und Anwendungsmöglichkeiten bronchialer Antigenexposition eingegangen werden.

2.3 Wichtige poliklinische Krankheitsbilder

2.3.1 Die Rhinopathie

2.3.1.1 Perenniale Rhinopathie

Definition und Klassifikation

Eine perenniale Rhinopathie ist dann zu diagnostizieren, wenn zwei der drei folgenden Symptome vorhanden sind:

1. Niesattacken mehr als fünf Salven hintereinander;

2. Seröse oder schleimig-seröse Hypersekretion;
3. Nasenblockade bzw. -verstopfung aufgrund einer geschwollenen Nasenschleimhaut.

Da diese Symptome in gewisser Gleichförmigkeit bei sehr vielen Menschen vor allem morgens auftreten, ist die Abgrenzung dieser an sich oft normalen, klinischen Erscheinungen doch von einiger Schwierigkeit. Nach Mygind sollte die Diagnose einer perennialen Rhinitis für Patienten reserviert werden, die an Nasensymptomen mehr als eine Stunde täglich an den meisten Wochentagen leiden. Die Patienten geben häufig an, daß nach geringen Mengen von konzentriertem Alkohol („ein kleiner Cognac") die Nase sehr oft zugehe und eine „Alkohol-Unverträglichkeit" bestehe. Man muß sich darüber klar sein, daß Exposition gegenüber großen Staub- und Rauchmengen bei aktiver und passiver Rauchexposition und reizenden Gerüchen bzw. Dämpfen schon physiologischerweise Niesen, Sekretfluß und Nasenverstopfung hervorrufen kann und daß durch hohe Schadstoffkonzentrationen die Selbstreinigungskapazität der Nase überfordert wird. Hier sind die unphysiologische Exposition und nicht eine Erkrankung der Nase für die unangenehmen Erscheinungen verantwortlich zu machen, die Umgebungsfaktoren sollten in diesen Fällen geändert werden, eine Behandlung der Nase ist nicht angezeigt.

Die perenniale Rhinopathie läßt sich klinisch in *drei Krankheitsbilder* verschiedener Ätiologie, aber mit ähnlichen Symptomen einteilen:

Perenniale Rhinopathie mit Allergienachweis. Klinisch fällt das etwas gedunsene Gesicht des Patienten auf mit Mundatmung, Schnarchen, mit konstantem Schnüffeln, veränderter nasaler Sprache, Verlust von Geruch und Geschmack; dumpfer Kopfschmerz, Schmerzen in den Augenhöhlen, herabgesetztes Hörvermögen, Verstopfung der Ohren können dazu gehören. Auch rezidivierendes Nasenbluten kann nach dem Schneuzen durch zu starkes Blasen aus der Nase und durch digitale Traumen besonders bei Kindern beobachtet werden. Wenn diese Patienten dem Allergen wenige Tage vorher kontinuierlich ausgesetzt waren, dann wird im Nasensekret ziemlich sicher eine Eosinophilie vorhanden sein, vorausgesetzt, daß keine Infekte abgelaufen sind. Diese Gruppe bildet die

46

Mehrheit der erwachsenen oder kindlichen Patienten mit perennialer Rhinitis, bei denen die Sensibilisierung in den unteren Respirationstrakt „hinabgestiegen" ist. Häufig ist auch eine Kombination mit einer allergischen Konjunktivitis; beide klinischen Erscheinungen, die allergische Rhinitis und die Konjunktivitis, können Vorstadien eines typischen Bronchialasthmas sein, das sich nach einiger Zeit entwickelt. Mindestens $^1/_3$ der älteren Patienten fallen in die Gruppe der ganzjährigen, allergischen Rhinopathie mit Beteiligung des unteren Respirationstraktes.

Therapeutische Vorschläge.

- Bei rhinoskopischem Befund ohne Sekundärveränderungen (Hyperplasie, Polyposis, Schleimhautatrophie), bei anamnestisch identifizierter Antigenexposition und parallel gehenden Haut- und Provokationstests: Antigenkarenz, spezifische Hyposensibilisierung.
- Bei rhinoskopischem Befund mit Sekundärveränderungen, bei unsicherer Anamnese und bei unklaren Testergebnissen: topische Anwendung von Glukokortikoiden, Cromoglizinsäure, alpha-sympathomimetisch wirkende Imidazolderivate.

Perenniale Rhinopathie ohne Allergienachweis
mit Sekreteosinophilie

Diese Krankheitsgruppe entspricht in etwa dem intrinsic Asthma; sie wird der „bakteriellen Allergie" zugeordnet, einer nicht gesicherten Möglichkeit der Sensibilisierung. Andere ätiologische Möglichkeiten sind eine Sensibilisierung gegen noch unbekannte Allergene, Nahrungsmittelallergene, Typ III-artige Reaktionen und nicht-immunologische Reaktionen im Sinne einer Toleranz gegen Farben, Farbzusätze und Schönungsstoffe. In der Mehrzahl der Fälle bleibt die Ätiologie trotz aller diagnostischen Bemühungen unbekannt. Vielleicht ist ein immunologischer Faktor mitbeteiligt, dafür sprechen die lokale Eosinophilie und die therapeutische Antwort auf Glukokortikoide. Es ist oft schwierig, diese Krankheitsbilder als „nicht-allergische" Rhinitiden einzustufen. Die obengenannten therapeutischen Prinzipien (Cromoglizinsäure, Imidazolpräparate) können versucht werden.

Perenniale Rhinopathie ohne Allergienachweis
ohne Sekreteosinophilie

Patienten entwickeln diese Rhinitisform erst im Erwachsenenalter, etwa 80% vor dem 40. Lebensjahr, 60–80% davon sind Frauen. Zu den klinischen Charakteristika dieser Gruppe gehören 2–3 negative Untersuchungen auf Sekreteosinophilie ohne Infektsymptomatik, Nasensymptome und therapeutische Wirkungslosigkeit lokaler und systemischer Steroide. Antihistaminika können einigen Effekt besitzen, vielleicht auch Cromoglizinsäurepräparate.

Eine unspezifische, reflektorische, nasale Hyperreaktivität aufgrund einer autonomen Gleichgewichtsstörung, einer Störung der vegetativen Innervation über hypothalamische Zentren, ist eine mögliche Erklärung für diese Krankheitsfälle; aber auch andere Reize psychischer, hormoneller (Schwangerschaft, menstruell bedingt), mechanischer (Wind, Zug-, Ventilationsluft, Klimaanlage) und chemischer Natur (Waschpulver-Rhinopathie, Geruchsbelästigung) spielen eine Rolle.

Viele Patienten geben bei der Erhebung der speziellen Anamnese an, „dauernd", d. h. ganztägig, an verstopfter Nase zu leiden. Bei näherer Unterhaltung erfährt man dann, daß Niesattacken nur unter bestimmten Umständen im Tagesablauf auftreten, z. B. bei Einfahren des U-Bahnzuges während des Wartens auf dem Bahnsteig, beim Öffnen des Theatervorhangs zu Beginn einer Vorstellung, beim Aufenthalt in einem Restaurant unter einem Lüftungsschacht oder unter einem Ventilator und bei Tätigkeit unter einem spaltförmig geöffneten Oberlichtfenster in einem Raum mit lebhaftem Publikumsverkehr bei Luftdurchzug. Sehr häufig hört man Hinweise, daß Symptomfreiheit den ganzen Tag und auch nachts bis zum frühen Morgen bestanden habe, daß aber morgens beim Aufstehen aus dem Bett durch die abrupte Kälteeinwirkung, auch in Bad und Küche, Niesanfälle und Nasenverstopfung in Abhängigkeit von Veränderungen der Körpertemperatur auftreten. Es ist nicht unbedingt gesagt, daß die Behinderung der Nasenatmung, die im Laufe der Nacht bis gegen Morgen zunimmt, ausschließlich auf ein Schlafzimmerallergen (Bettfedern, Roßhaarmatratzen, Schlafzimmerstaub, Tapetenschimmel, Hausstaubmilbe) zurückgeführt werden muß. Bemerkenswert sind meiner Meinung nach die Angaben des Patienten, eine Verstopfung der Nasenhälfte bei gleichseitiger

Seitenlage zu beobachten, die bei Veränderung dieser Seitenlage sehr rasch sich bessert.

Vor kurzem ist eine Arbeit von Finnigan et al. über das "sickbuilding-syndrome" erschienen. Die Autoren haben Bürogebäude in Manchester und Birmingham, teils voll klimatisiert, teils mechanisch ventiliert oder natürlich belüftet, in die Untersuchung einbezogen und das dort tätige Büropersonal auf Beschwerden, unter anderem der Nase, der Augen und der Schleimhäute überhaupt, befragt. Probleme mit verstopfter oder ständig laufender Nase hatten 5,8% in fensterbelüfteten Bürohäusern gegenüber 17,2% in Arbeitsräumen mit Klimaanlage. Britische Autoren gaben Formaldehyd in Isolier- und Klebematerialien, Zigarettenrauch, CO_2-Belastung bei ungünstiger Einteilung der Arbeitsräume, bakterielle Luftverunreinigung oder Schimmelbefall der Filteranlagen als mögliche Ursachen an. Das gleiche ist es bei Hotels in lärmreichen Gegenden oder in Flugplatznähe. Ähnliche poliklinische Beobachtungen konnten wir beim Personal in vollklimatisierten, fensterlosen Kaufhäusern bzw. Bürowolkenkratzern, deren Fenster nicht zu öffnen waren, finden; auch in Schlafwagen, deren Lüftung nur funktioniert, wenn alle Wagenfenster geschlossen sind, kann man ähnliche Situationen beobachten.

2.3.1.2 Kosaisonale Rhinopathie

Die saisonale allergische Rhinopathie beginnt am häufigsten im Grundschulalter, die nasale Allergie entwickelt sich in hohem Prozentsatz vor dem 5. Lebensjahr, bei Knaben etwa vor dem 10., bei Mädchen vor dem 10.–20. Lebensjahr. Im allgemeinen sind mindestens 3 Jahre einer Pollenexposition zur Erzeugung einer Gewebssensibilisierung und zur Herausbildung entsprechender klinischer Symptome nötig. Eine saisonale Pollenallergie tritt daher selten vor dem 3. Lebensjahr auf. Zur Beurteilung neuer Symptome an einem neuen Wohn- und Aufenthaltsort ist ebenfalls die Tatsache wichtig, daß bei einem Erwachsenen im allgemeinen auch 3 Jahre die Exposition anderen neuen Pollenarten gegenüber nötig sind, bis Symptome auftreten.

Zu den klinischen Untersuchungsbefunden gehören vor allem charakteristische Symptome der kosaisonalen, allergischen Rhinitis wie nasales Stauungs- und Hitzegefühl, paroxysmale Bildung ei-

nes klaren, wässerigen Nasensekrets, Niesanfälle, Brennen in der
Nase, oft nach Exposition einem bereits bekannten Allergen gegenüber. Einige der Patienten klagen über Brennen, Kratzen, Fremdkörpergefühl, Jucken im Bereich des weichen Gaumens und des
Rachens. Das Ablaufen des Nasenschleims nach rückwärts in den
Pharynx bedingt häufige und wiederholte Versuche, den Rachen
durch Räuspern zu reinigen; es resultieren ein trockener Husten
oder Heiserkeit. Kopfschmerzen, dumpfes Gefühl oberhalb der paranasalen Sinus, immer wieder auftretendes Nasenbluten begleiten
häufig die paroxysmal und plötzlich anfallsartig auftretenden allergischen Symptome.

An äußeren klinischen Erscheinungen sind rhinoskopisch und
bei Besichtigung der äußeren Nasengänge die typischen Befunde
einer „allergischen Nase" vorhanden: vergrößerte, feuchte, blaß-
bläuliche Nasenmuscheln, ein klar-glitzerndes seröses oder wässe-
riges Nasensekret; muköses Ödem mit den Folgen einer mehr oder
weniger ausgeprägten Schwellung am Boden der Nasenmuschel.

Zu den äußeren klinischen Erscheinungen gehören auch Ringe
um die Augen. Dunkle Tönung der Augen- und Lidfalten unter-
halb des Unterlids, der sogenannte „allergische Gruß" besonders
bei Kindern (Aufwärtsbewegung der Hand und Handfläche an der
Nasenöffnung zur Linderung des Brennens und zur Öffnung der
Nasenwege). Charakteristisch ist die allergische oder adenoide Fa-
zies mit Mundatmung, ein etwas starrer Gesichtsausdruck, dunkel
getönte Gesichtsfaltenbildungen und ungünstige Zahn- bzw. Ge-
bißschlußverhältnisse. Die „allergische Falte" ist eine querverlau-
fende Hautfalte über der Nase, eine Hypopigmentierung kann in
späteren Stadien an der Verbindungslinie zwischen Nasenspitze
und Nasenrücken auftreten. Dieses gewöhnlich pathognomoni-
sche Zeichen entwickelt sich nach zweijährigem Reiben an der Na-
senhaut bedingt durch dauerndes Jucken und Brennen in dieser
Gegend. Die Denis'sche Linie ist eine Hautfalte unmittelbar unter
den Unterlidern, die sich von früher Kindheit an – assoziiert mit
atopischer Dermatitis und allergischer Rhinitis – findet.

Bei Besichtigung der Mundhöhle können gewisse Abnormitäten
auffallen wie übereinanderstehende Schneidezähne, gotischer
Spitzbogengaumen, lymphoide Follikel und eine Schleimstraße an
der hinteren Rachenwand.

Zur Identifizierung der anzuschuldigenden Pollenspezies als Allergen sind folgende diagnostische Schritte notwendig:

1. *Anamnese.* Sehr häufig kann der Allergiker selbst wichtige Hinweise geben, was in seiner Umgebung wächst und wann und unter welchen äußeren Umständen es im Verlauf der Blütensaison bei ihm zur Anfallssymptomatik kommt. Darüber hinaus gibt die pharmazeutische Industrie noch sog. Blühkalender heraus, Tabellen, die man in der Sprechstunde, im Laboratorium aufhängen kann, um sich sofort anhand der Angaben des Patienten zu informieren, aber auch um mit dem Patienten darüber zu reden.

2. *Prick- und Scratchtests* sind durch Identifizierung ursächlicher Pollenallergene notwendig, um anamnestische Angaben zu bestätigen und eine mögliche Sensibilisierung gegen perenniale Allergene abtrennen zu können. Hauttests jedoch sollten vor dem 3. Lebensjahr nicht durchgeführt werden, da die Hautreaktivität beim Kleinkind reduziert ist.

3. *Intradermaltests* sind dann indiziert, wenn klinisch wichtige, weitverbreitete und ursächlich verdächtigte perenniale Aeroallergene und Pollenallergene negative oder nur einfach positive Kutanreaktionen ergeben haben. Aber es sollte vor allem bei aggressiven Pollenallergenen immer zuerst mit der Pricktestung begonnen werden. Außerdem sollten Hauttests keinesfalls während der Pollenflugsaison oder bei entsprechender Anfallssymptomatik durchgeführt werden.

2.3.1.3 Rhinosinusitis

Die Nebenhöhlenaffektionen interessieren hier nur insofern, als sie Begleitsymptome oder Komplikationen einer allergischen kosaisonalen bzw. perennialen Rhinopathie sind. Asthmatiker haben eine hohe prozentuale Häufigkeit an Sinusitis. Grove und Farrior, die bei der Diskussion über die Reihenfolge Hauttestungen vor oder nach operativer Sanierung der Nebenhöhlen schon im Kapitel über allgemeine Kontraindikation zu Testungen genannt wurden, haben auf diese pathognomonischen Zusammenhänge hingewiesen. Sie fanden bei bakteriologischen Untersuchungen der Spülflüssigkeit von polypösem Material oder von hyperplastischer Schleimhaut ein hohes Wachstum der bereits genannten Staphylokokken, Streptokokken und Pneumokokken. Grove und Cooke vermuteten, daß eine chronische, bakterielle Infektion der Nasen- und Nebenhöhlenschleimhaut vorhanden ist und daß eine bakterielle Sensibilisierung sich darauf pfropft. Die bakterielle Allergie hat früher eine große Rolle bei der pathogenetischen Betrachtung allergischer Schleimhautprozesse gespielt. Kämmerer und Michel haben 1956 in der 3. Auflage des Allergiebuches noch geschrieben, daß nach Testungen mit Vaccinen an eine Desensibilisierung mit den gefundenen spezifischen bakteriellen Testvaccinen zu denken sei. Norman und Lichtenstein betonen in dem Kapitel 46 "Allergic Rhinitis" (Samter, M Immunological Diseases, Vol. II), daß die „Hypothese" einer allergischen Reaktion gegenüber Bakterien als unbewiesen betrachtet werden muß und daß daher die Wirksamkeit der Behandlung mit bakteriellen Vaccinen als fraglich beurteilt wird.

Gerade bei Kindern kann eine eingeschränkte Drainage von den Nebenhöhlen zum Nasenraum bestehen, es kann daher eine chronische eitrige Infektion auch bei diesen Patienten mit perennialer Rhinitis auftreten. Eine allergische Diathese kann bei diesen Kindern eine maßgebende Rolle spielen. Akute, später dann rezidivierende „Erkältungskrankheiten", setzen sich nicht allzu selten in Form einer sekundären Mischinfektion auf eine kosaisonale bzw. perenniale allergische Rhinopathie auf. Das hat Dal-Bo bewiesen, der 300 chronische oder rezidivierende Rhinitiden untersucht hat. Er teilt dieses Krankengut in 32,5% rein allergische, 32% gemischt allergisch-infektiöse und 35,5% rein infektiöse Rhinitiden ein.

2.3.1.4 Rhinitis und Polyposis nasi: gemeinsame Pathomechanismen

Nasenpolypen sind eine häufige Komplikation der perennialen allergischen, aber auch der nicht-allergischen Rhinopathie. Sie gehen im allgemeinen von den Siebbeinzellen aus und breiten sich in den mittleren Nasengang aus. Auf eine chronisch-hyperplastische Entzündung können sich allergische und bakteriell-infektiöse Entzündungsfaktoren aufpfropfen. Mygind trennt daher *neutrophile Polypen* (rhinoskopisch mehr erythematös, granuliert und derb) mit Neutrophilen im eitrigen Nasensekret und bei der Gewebshistologie von *eosinophilen Polypen* (rhinoskopisch grau oder weißlich, glänzend und schleimbedeckt) mit Eosinophilie im wässerig-schleimigen Sekret und im Gewebsexzisat ab; gleichzeitiges Vorkommen von Bronchialasthma neben einer perennialen Rhinopathie spricht für eine allergische Genese der eosinophilen Polyposis.

Ehe auf die Frage der *Aspirinintoleranz* und Polyposis nasi eingegangen wird, ist es angebracht, auf die Arzneimittelreaktionen einzugehen.

Zur Diagnose *einer Arzneimittelallergie* sind sechs klinische Kriterien heranzuziehen:

1. Die allergische Reaktion auf das von Arzt und Patient verdächtigte Arzneimittel ist nicht mit dessen pharmakologischer Wirkung gleichzusetzen.
2. Auftreten, Symptomatik und Dauer einer allergischen Reaktion sind nicht von der Einzeldosis oder der Gesamtmenge des vorher eingenommenen Medikaments abhängig.
3. Die allergische Reaktion tritt nach Erstkontakt mit dem Medikament nach einer klassischen Sensibilisierungszeit von nicht weniger als einer Woche auf.
4. Die allergische Reaktion umfaßt die klassische Symptomatik gegen makromolekulare Vollantigene einer Sensibilisierung (Urtikaria, Asthma bronchiale).
5. Die allergische Reaktion tritt bei erneuter Einnahme kleinster Arzneimittelmengen in kürzeren Abständen auf.
6. Die allergische Reaktion kann auch nach Verabreichung von Medikamenten auftreten, die eine ähnliche oder kreuzreagierende chemische Struktur aufweisen.

Neben diesen eben charakterisierten allergischen Arzneimittelreaktionen, die etwa $^1/_3$ aller Erkrankungen durch Arzneimittel ausmachen, sind sie oft nur schwer von den übrigen direkten und indirekten Nebenwirkungen, von *Intoxikationserscheinungen, Intoleranzerscheinungen, Arzneimittelidiosynkrasie* und Nebenwirkungen im engeren Sinne abzutrennen.

Intoxikationserscheinungen treten zum Beispiel bei akuter und chronischer Überdosierung von Schlafmitteln oder bei unerwarteter Überdosierung eines Arzneimittels bei Ausscheidungs- oder Stoffwechselstörungen auf.

Bei einer *Arzneimittelidiosynkrasie* entspricht die Reaktion des Patienten auf ein Medikament nicht dessen normaler pharmakologischer Wirkung, die abnorme Reaktion ist bedingt durch einen Enzymdefekt beim Patienten.

Bei *Intoleranzerscheinungen* treten die bekannten pharmakologisch bedingten Nebenwirkungen eines Medikaments bei einem intoleranten Patienten schon bei „Normdosen" auf, die von den meisten Patienten reaktionslos vertragen werden.

Bei Jugendlichen und Erwachsenen muß man bei Polyposis nasi an eine Intoleranz gegen Acetylsalizylsäure, aber auch andere Analgetika, die auf die Prostaglandinsynthese einwirken, denken. Das klassische Bild der Aspirintriade ist charakterisiert durch Aspirinintoleranz, Polypose und Bronchialasthma. Samter und Zeitz haben sich ausführlich mit der Aspirintriade beschäftigt; 4,5% der Patienten mit Rhinitis und Bronchialasthma sind „aspirinüberempfindlich". Viele dieser aspirinintoleranten Patienten haben niemals Aspirin eingenommen, andere können weiter Aspirin ohne Nebenwirkungen nehmen, nachdem die Initialsymptome der Krankheit, z. B. Nasenpolypen, aufgetreten waren. Es ist vom anamnestischen und klinischen Standpunkt aus interessant, daß Kindheit, Jugend und die frühen Jahre des Erwachsenseins dieser Patientengruppe nicht durch manifeste Erkrankungen aus dem atopischen Formenkreis kompliziert sind. Im 3. und 4. Lebensjahrzehnt kommt es dann erst zur Entwicklung einer vasomotorischen Rhinitis, charakterisiert durch intermittierenden, profusen, wässerigen Schnupfen, der plötzlich ohne Vorzeichen beginnt und sehr rasch verschwindet. Diese Attacken von vermehrter Nasensekretion können wenige Tage bis zu mehreren Monaten dauern, sie können gefolgt sein von längerdauernden Nasenschleimhautschwellungen.

Nach Enzmann und Rieben ist das Symptomenbild stark variierend:

- Beginn 15–20 min nach Medikamenteneinnahme,
- wässerige Rhinitis,
- Konjunktivitis,
- Rötung des Kopfes und der oberen Körperhälfte,
- gelegentlich Urtikaria, Angioödem,

– Reizhusten,
– zunehmende Bronchospastik.

Neben Acetylsalizylsäure und nichtsteroidalen Antiphlogistika können noch der Lebensmittelfarbstoff Tartrazin und natürliche, im Obst vorkommende Salizylate dieses Intoleranzphänomen erzeugen.

Aus diesen klinischen Tatsachen ergeben sich folgende Gesichtspunkte für die Praxis:

– Jeder Patient mit Nasenpolypen ist nach seinem Schmerzmittelgebrauch bzw. -mißbrauch zu fragen;
– bei jeder chronisch-rezidivierenden Rhinitis sollte an Analgetika-Intoleranz gedacht werden;
– jeder Patient ist zu fragen, ob er aus einer Atopikerfamilie stammt;
– jeder Patient ist zu fragen, ob er Asthma bronchiale, Übercmpfindlichkeitserscheinungen der Haut bei sich beobachtet hat;
– falls eine Polypektomie schon einmal oder mehrere Male durchgeführt wurde, sind danach Asthmaanfälle aufgetreten;
– Bronchialasthma tritt bei 11% (nach Samter und Zeitz) 3–6 Monate nach Polypektomie auf. 14% der Patienten, die bereits Bronchialasthma hatten, berichten von einer postoperativen Verschlechterung ihres Grundleidens. Das zeigt auch folgende Auflistung der Beziehungen von Nasenpolypen und Bronchialasthma bei 259 aspirincmpfindlichen Patienten:

Nasal- und Paranasalpolypen	174
Polypektomie	123
Erster Asthmaanfall bis zu 6 Monaten nach Polypektomie	29
Verschlimmerung des Bronchialasthmas als Folge der Polypektomie	37

Die Klinik der medikamentösen Rhinopathie ist unter Berücksichtigung dieses Krankheitsbildes auf dem Boden einer Aspirinintoleranz außerordentlich komplex, es bedarf gründlicher differentialdiagnostischer Überlegungen bei der Fragestellung Rhinitis vasomotorica oder Rhinitis allergica.

2.3.1.5 Rhinopathia medicamentosa

*Rhinitisartige Nebenwirkungen der lokalen,
konventionellen Therapie*

Es ist notwendig, bei Erhebung der Anamnese auch gezielt Fragen
über eine frühere Lokalbehandlung an den Patienten zu richten.
Eine Reihe von Medikamenten können als direkte Nebenwirkungen eine rhinitisartige Symptomatik aufweisen.

Hierher gehört das Phänomen der *sekundären Hyperämie,* das einige Stunden nach Applikation von Nasentropfen, auch nach lokaler Applikation anderer Medikamente, auftreten kann. Es wird
mehr nach Adrenalin als nach Ephedrin beobachtet; α- und β-adre-
nerge Rezeptoren werden durch diese Pharmaka stimuliert, die β-
adrenerge Stimulierung ist der Grund für den sog. Rebound-Ef-
fekt. Es kommt zu einer verstärkten Schleimhautschwellung mit
Lumenokklusion und Sekretion; diese Symptome werden vom Patienten zur Grundkrankheit in Beziehung gesetzt, sie werden mit einer Dosiserhöhung zu bessern versucht. Das gleiche ist auch der
Fall bei der Tachyphylaxie, der Abnahme der Wirksamkeit eines
Medikaments nach mehrmaliger, wiederholter Verabreichung; ursprünglich war dieses klinisch-pharmakologische Phänomen nach
Ephedrin-Injektionen beobachtet worden; aber man kann es auch
bei der Verabreichung von Ephedrin-Nasentropfen feststellen.
Auch hier greift der Patient aus Unkenntnis der Situation zur Do-
sissteigerung.

Imidazolhaltige Medikamente wirken, topisch aufgebracht, alpha-sympathomimetisch, die Entwicklung einer medikamentösen
Rhinitis kommt selten vor.

Antisympathotonika, die zur Hochdruckbehandlung verwendet
werden, können zur Gefäßerweiterung, Blutstauung in der Nasenschleimhaut und zu Niesanfällen führen; Symptome, die man als
Rhinopathia medicamentosa zusammenfaßt. Bei chronischem Gebrauch kann es dann zusätzlich zu Veränderungen der ziliaren Aktivität, pH-Verschiebungen des Nasenschleimes und Transformati-
on der Nasenschleimhaut kommen. Ausführlich ist in dem Kapitel
„Atmungsorgane" von Christ und Rosenthal in der 3. neubearbei-
teten und erweiterten Auflage „Erkrankungen durch Arzneimittel"
von K. H. Rahn auf diese Probleme eingegangen worden.

Für den Patienten, der zur Hochdruckbehandlung Antihypertonika benötigt, ergeben sich folgende Konsequenzen:

1. Verordnung von Medikamenten mit Vasokonstriktorenwirkung nur für kurze Perioden, z. B. 3–5 Tage.
2. Wenn aus internistischen Gründen möglich, Reduktion dieses Antihypertonikums und eventuell Ersatz durch lokale topische Steroide; auf keinen Fall Verabreichung fixer Arzneimittelkombinationen, sondern getrennte Gabe der beiden Komponenten.
3. Medikamente, deren allergische oder nicht-allergische Nebenwirkungen belegt sind und die bei einem Patienten zu anfallsartigen Beschwerden im Nasen-Rachenraum, wie sie geschildert wurden, führten, sollten einige Tage bis zu einer Woche weggelassen werden, ehe Testungen durchgeführt werden. Im Bedarfsfall ist Rücksprache mit dem behandelnden Internisten oder Hausarzt angezeigt.

Hierher gehört noch das Syndrom des *Jodismus,* charakterisiert durch Schnupfen, Niesanfälle, Augenbrennen, Stirnkopfschmerzen, Schwellung der Speicheldrüsen, das besonders nach Verordnung von jodhaltigen KJ-Expektorantien entweder wenige Tage oder erst Monate nach Therapiebeginn auftritt.

2.3.2 Konjunktivitis: Allergie des Augenapparates

Kämmerer und Michel haben in der 3. Auflage ihres Buches in dem Abschnitt „Konjunktivitis und Keratitis allergica" noch geschrieben „Das Thema gehört zur Domäne des Augenarztes ... Aber wegen der dauernden Beziehung der Augenschleimhäute zu den allergischen Reaktionen der oberen Luftwege sind wenigstens einige Worte notwendig". Tatsächlich werden sehr häufig Patienten mit konjunktivaler Symptomatik vom Augenarzt in eine internistische Allergie-Poliklinik zu einer Antigenanalyse mit der Bitte um Vorschläge für die Weiterbehandlung überwiesen. Immunologisch kommen die klassische IgE-abhängige Sensibilisierung, Beteiligung von Antigen-Antikörper-Komplexen oder Reaktionen vom verzögerten Typ in Frage.

Die Diagnose hat – wie bei allen allergischen Erkrankungen – drei Grundlagen:

a) Anamnese
Die Erhebung der Eigen- und Familienanamnese unter spezieller Berücksichtigung einer möglichen oder verdächtigen Antigenexposition hat Vorrang. Hier sind aber auch Fragen nach Brechungsanomalien und deren Korrekturen, nach Kontaktlinsen angezeigt. Auch hier sind Fragebogen durchaus am Platz.
b) Hauttestungen
Kutan- und Intrakutantestungen mit den anamnestisch angeschuldigten Allergenen zeigen bei Allergien am Augenapparat oft Diskrepanzen zwischen anamnestischen Angaben und Testergebnissen.
c) Testungen am Schockorgan
Es ist ungewöhnlich, einen positiven Konjunktivaltest mit einer Antigenverdünnung von 1:10 oder 1:100 eines Stammextraktes zu erhalten, der unverdünnt einen negativen Intrakutantest ergeben hat. Bei ambulanten Patienten einer poliklinischen Praxis wird man bei der Durchführung von Ophthalmotests zurückhaltend sein, vor allem dann, wenn der Testpatient öffentliche Verkehrsmittel benutzt oder selbst aktiv am Straßenverkehr teilnimmt. Darauf wurde bereits im allgemeinen Teil schon eingegangen.

2.3.2.1 Allergische Konjunktivitis

Es handelt sich hier um eine typische IgE-vermittelte Sofortreaktion vom Typ I, die histologisch gebunden an die Mastzellen in der Konjunktivalschleimhaut ist. Die klinische Reproduktion ist eindeutig und an die Antigenexposition gebunden, wenn das oder die Antigene anamnestisch gesichert und durch Testungen auch am Schockorgan bestätigt sind.

Klinik
Eine isolierte, entzündliche Reizung der Konjunktivalschleimhaut ohne Assoziation mit einer saisonalen, allergischen Rhinitis ist selten. Die akute Krankheitsform einer atopischen Konjunktivitis ist oft von explosivem Charakter wie ein plötzliches, diffuses, konjunktivales Ödem, Rötung, Lichtempfindlichkeit, profuser Tränenfluß, Brennen, Fremdkörpergefühl und Schleiersehen.

Bei der chronisch-rezidivierenden Form der atopischen Konjunktivitis treten Trockenheit, Lichtempfindlichkeit, Brennen und Schleiersehen auf. Bei der Inspektion fällt eine blasse Schleimhaut mit leichtem Ödem und Papillenhyperplasie auf, so daß eine feine Granulierung der Konjunktivalschleimhaut vorhanden ist. Bei differentialdiagnostischen Erwägungen einer Konjunktivitis sind folgende klinisch ähnliche Krankheitsbilder zu berücksichtigen:

2.3.2.2 Frühjahrskonjunktivitis

Es handelt sich hier um eine ungewöhnlich chronische Konjunktivitis, die im Frühjahr und Sommer auftritt und vielleicht eine Virusinfektion als Ursache hat. Aufgrund der klinischen Charakteristika muß man allerdings auch an eine allergische Ursache denken, da sie besonders bei atopischen, männlichen Kleinkindern auftritt. Auch hier sind Augenbrennen, Photophobie, Tränen, Schleiersehen, vermehrte weißliche Sekretion mit zahlreichen Eosinophilen wichtige Symptome. Wichtig ist der Hinweis, daß mit zunehmendem Alter die Krankheit mit ihrer Häufigkeit zurückgeht und selten bei Erwachsenen gesehen wird.

2.3.2.3 Kontaktdermatitis der Augenlider
mit konjunktivaler Beteiligung

Es handelt sich entweder um ein Teilsymptom einer generalisierten Neurodermitis oder um eine örtlich begrenzte periorbitale Dermatitis. Zu den sensibilisierenden Substanzen gehören Kosmetika und topisch applizierte Medikamente, Metallverbindungen und Chemikalien. Die Suche nach Schönheit oder deren Illusion hat ein verwirrendes Angebot von Kosmetika, Haarspray und Shampoons produziert; viele enthalten Anilinfarben, Kunststoffe, Adhäsiva (falsche Augenwimpern und Augenbrauen). Dazu kommen noch Präparate, die in Augennähe angewandt werden: Duft-Insektensprays, Lösungsmittel, Farben. Wichtig ist hier auch der Nagellack, beim Einreiben ins Auge kann es zur Sensibilisierung kommen. Antigenkarenz ist die wichtigste, weil einzige ursächliche Therapie. Wichtig ist auch die sog. Bad- bzw. Schwimmbadkonjunktivitis bei Kindern und jungen Menschen (Heidenreich: Parinaudkonjunktivitis mit geringer Lymphknotenbeteiligung). Bei häufigem Besuch von Hallenbädern kann es beim Tauchen und Unterwasserschwimmen in dem oft stark gechlorten Wasser zu Reizungen der Bindehaut mit Fremdkörpergefühl und länger andauerndem Schleiersehen kommen. Interessant sind Beobachtungen bei Jugendlichen, die im Frühjahr im Freibad in „blühendem" Wasser schwimmen. Die Wasseroberfläche ist in dieser Zeit bedeckt von Pollen, deren Einatmen oder deren Kontakt mit der Augenbindehaut zu allergischen Reaktionen führen kann. Diese Symptome gehen bei strikter Allergenkarenz sehr rasch zurück. Von Dermatologen wird behauptet, daß bei Verschlucken von Wasser mit Pollen auf dem Wege einer gastrointestinalen Sensibilisierung ein hämatogenes Ekzem entstehen kann. Ganz kurz soll auf die sog. Fernsehkonjunktivitis hingewiesen werden; sie imponiert als konjunktivale Reizung, Brennen und auch gelegentliches Schleiersehen bei unsachgemäßer Benutzung des Fernsehgerätes zum Beispiel bei zu geringem Sichtabstand oder beim Fernsehen im völlig dunklen Raum, mit Allergie besteht allerdings kein Zusammenhang. Die in der Glaukomtherapie angewandten Miotika können toxische Nebenwirkungen, aber auch allergische Bindehautveränderungen wie Rötung, Schwellung der Lider und Bindehaut, hervorrufen. Der ophthalmologische Befund bei typischen toxischen Nebenwirkungen wird vom Augenarzt diagnostiziert, der seine Patienten dann zur Klärung allergischer Zusammenhänge der Beschwerden und Symptome zum Allergologen überweisen wird. Die Therapie besteht in absoluter Allergenkarenz bzw. in der Umstellung auf ein anderes Präparat.

An sich kann jedes Mydriatikum bei längerer Anwendung allergische, konjunktivale Reizungen hervorrufen. Eine Überempfindlichkeit gegen Atropin, das im allgemeinen kein sehr aggressives Allergen darstellt, kann zu verschiedenen klinischen Erscheinungen eines „Atropinkatarrhs" führen, der sich auf die periorbitalen Regionen ausdehnen kann. Epinephrin kann ebenfalls Überempfindlichkeitsreaktionen erzeugen. Prinzipiell kann jedes Antibiotikum bei lokaler und auch bei systemischer Applikation zu dem klinischen Erscheinungsbild einer allergischen Konjunktivitis mit Beteiligung der Lider führen (besonders Penicillin, aber auch Sulfonamide, Neomycin, Polymyxin, Bacitrazin, Tetracyclinpräparate und Chloramphenicol mit geringerem sensibilisierendem Effekt).

2.3.3 Sekretorische Otitis media

Das „laufende Ohr" des atopischen Kleinkindes oder des jugendlichen Erwachsenen ist häufig Teilsymptom einer klinisch manifesten, allergischen Diathese. Andere Ursachen scheiden wohl aus, da eine Voruntersuchung durch den HNO-Spezialisten stattgefunden hat, der den betreffenden Patienten dann zur Antigenanalyse dem Allergologen überweist. Es ist statistisch einigermaßen gesichert, daß eine allergische Komponente in 35% der Fälle mit rezidivierender, sekretorischer Otitis media mit im Spiel ist. Eine primäre, allergische Reaktion kann im Ohr auftreten, aber es ist wahrscheinlicher, daß Verlegung und Tubendysfunktion Folge einer allergischen Reaktion der gesamten respiratorischen Schleimhaut sind. Der Hinweis von van Dishoeck, daß eine Sinusitis und ein Tubenkatarrh nach einer langandauernden atopischen Rhinopathie sehr leicht entstehen können, soll auf die enge funktionelle und auch pathologisch-anatomische Zusammengehörigkeit des Nasen-Rachenraums zum Gehörgangssystem hinweisen.

2.3.4 Bronchialasthma

Anamnese, poliklinische Untersuchungsbefunde und die darauf aufgebauten diagnostischen Testungen an der Haut und am Schockorgan sind auch hier im Zentrum des allergologischen Interesses. Mehr oder weniger komplizierte Lungenfunktionsprüfungen, Fragen einer stationären Behandlung und intensivmedizinischer Maßnahmen sind in einer allergologischen Poliklinik von geringerer Bedeutung.

Bronchialasthma ist durch Anfälle von Atemnot im Sinne einer bronchialen Hyperreagibilität charakterisiert, begleitet von mehr oder weniger reversiblen Zeichen einer Bronchialobstruktion. Diese Bronchialobstruktion kann in jedem Alter auftreten; in der Kindheit ist Asthma bei Knaben ungefähr um 30% häufiger als bei Mädchen; die Erkrankung zeigt bei ersteren eine Tendenz zu schwererem Verlauf als bei letzteren. Jenseits der Pubertät ist die Geschlechtsverteilung gleich. Menschen in kalten, unbeständigen, feuchten Witterungs- und Klimaverhältnissen und industriellen

Bezirken sind häufiger von asthmatischen Erkrankungen befallen. Inwieweit unterpriviligierte Kreise in engen Stadtbezirken noch mehr befallen sind von asthmatischen Erkrankungen, ist eine sozialpsychologische Frage, die hier nicht zur Diskussion steht.

Zur allgemeinen Prognose, die man für den klinischen Ablauf und dessen Beurteilung verwerten kann, kann man sagen, daß Asthma in frühen Jahren auftretend eine sehr gute Prognose hat. Bei annähernd 80% der asthmatischen Kinder ist eine Abnahme oder überhaupt ein Verschwinden der Symptome durch die hormonellen Umstellungen der Pubertät zu beobachten. Bei Erwachsenen kann Asthma in jedem Lebensalter erstmals auftreten; ungefähr 20% dieser Altersstufe, die in ihrer Kindheit, also vor der Pubertät, schon einmal Asthma mit völliger Remission gehabt haben, haben nach dem 45. Lebensjahr erneut Asthmabeschwerden. Eine Remission des Erwachsenenasthma ist ungewöhnlicher als beim Kind. Wichtig ist der Hinweis, daß Respirationsallergien wie Asthma und Neurodermitis sowie endogenes Ekzem beim Kind einen schwereren Verlauf nehmen und eine ungünstigere Prognose haben als asthmaähnliche Atembeschwerden, die im Zusammenhang mit Erkältungen im Sinne eines infektiven Asthma auftreten; Bronchialasthma bei Polyposis nasi auf dem Boden einer Aspirinintoleranz (S. 54) hat eine besonders schlechte Prognose. Wenn auch das Patientengut einer Allergie-Sprechstunde zahlenmäßig großen jahreszeitlichen Schwankungen unterworfen ist, so werden im Durchschnitt 25% der Patienten wegen Asthmabeschwerden zur Allergiediagnostik bzw. -analyse überwiesen.

Das Bronchialasthma zeigt klinisch und ätiologisch ein außerordentlich buntes Bild. In der Allergieambulanz wird wohl bei diesem selektionierten Krankengut anzunehmen sein, daß bei den allgemein-internistischen Voruntersuchungen kardiale und andere pulmologische Erkrankungen bereits ausgeschaltet worden sind und daß die Beantwortung der Frage „allergisches oder nicht-allergisches Asthma" im Zentrum des Interesses steht. Die erste Aufgabe ist demnach, schon bei der Erstkonsultation eines Asthmatikers, die verschiedenen Asthmaformen den ätiologischen Faktoren entsprechend gegeneinander abzutrennen. Erst wenn das nicht gelingt, wird man versuchen, einen Längsschnitt des beim einzelnen Patienten vorliegenden Krankheitsbildes aufzustellen, und man wird dann daran gehen müssen, vorhandene Mischformen aufzusplittern.

Es werden zunächst die „reinen Asthmaformen" besprochen.

Extrinsic Asthma

Der Ausbruch der Symptome steht in enger und direkter Beziehung zur Exposition gegenüber spezifischen Umgebungsallergenen. Pepys unterteilt klinisch und immunologisch das Extrinsic Asthma in das *atopische Extrinsic Asthma* – der Typ I-Allergie zuzurechnen – und das *nichtatopische Extrinsic Asthma* mit den immunologischen Charakteristika der Typ III-Allergie. Bei der atopischen Form beginnt das Asthma schon im frühen Lebensabschnitt; bei der konstitutionell bedingten Tendenz einer leichten Sensibilisierbarkeit dieser Allergiker sind multiple, stark positive Pricktests vorhanden; Inhalationstests führen zu asthmatischen Sofortreaktionen. Ein atopischer Hintergrund ist anamnestisch vorhanden. Dem Auftreten von Asthma, häufig im frühen Lebensalter, gehen meist eine atopische Dermatitis oder eine allergische Rhinitis voran. Die Mehrzahl dieser Patienten weist eine allergiebelastete Familienanamnese auf; Hauttestergebnisse gehen in den meisten Fällen parallel mit anamnestischen Expositionsangaben. Allergenkarenz und spezifische Hyposensibilisierung sind die therapeutischen Säulen. Die meisten Asthmatiker, wenn sie schon sehr bald und frühzeitig in die Sprechstunde kommen, weisen diesen Asthmatyp auf, charakterisiert durch spastische Paroxysmen, die der Patient eindeutig in Beziehung setzt zu inhalativem Kontakt mit kosaisonalen oder perennialen Aeroallergenen, seltener zu Nahrungsmittelallergenen; das Zeitintervall zwischen Exposition und beginnendem Auftreten der Symptome ist sehr kurz, sehr oft kann es nur wenige Minuten dauern. Speziell von Kindern hört man in der Sprechstunde immer wieder die charakteristischen anamnestischen Angaben, sie seien morgens zunächst beschwerdefrei gewesen und hätten ohne Symptome die Wohnung verlassen. Beim Vorbeigehen an „ihrem" gerade blühenden Baum oder Strauch vor dem Haus oder an einem Wiesengrundstück sei es innerhalb weniger Minuten zu Nies- oder Asthmaanfällen gekommen. Gerade diese zeitlich enge Relation Exposition – Einsetzen der Symptomatik ist typisch für das exogene Typ I-Asthma.

Beim nichtatopischen Extrinsic Asthma ist die Typ III-Allergie die pathophysiologische Basis. Eine wahrscheinlich überdurchschnittliche und besonders intensive Exposition gegenüber einem speziellen Allergen geht mit Bildung von Präzipitinen serologisch einher. Es ist keine verdächtige Familienanamnese vorhanden. Entsprechende Symptome können nach Inhalation eines definierten, meist organischen Staubes 4–6 h nach Einatmung auftreten. Hauttestungen zeigen keine Quaddelreaktionen, sondern verzögerte, späte Hautreaktionen. Dieses wichtige Phänomen einer verzögerten Spätreaktion bei Patienten mit typischem atopischen Asthma spricht für eine zusätzlich aufgepfropfte Schimmelallergie. Dieser Sensibilisierungstyp nichtatopischer Individuen tritt häufiger bei Erwachsenen auf als bei Kindern, aber kann auch bei letzteren beobachtet werden, besonders bei einer massiven Exposition. Pricktests mit Allergenen, die stark positive Reaktionen bei Atopikern zeigen, weisen bei Nichtatopikern keine oder nur schwache Reaktionen auf, aber sie geben Sofortreaktionen bei Intrakutantestung. Die Tatsache, daß Inhalationstests etwa 4–5 h später Asthma – oft zusammen mit Fieber und Leukozytose – hervorrufen, ist in der poliklinischen Sprechstunde bei der Anamneseerhebung zur Berücksichtigung der Zeitabläufe zwischen Exposition und Anfallssymptomatik wichtig.

Nach einiger Zeit – nach mehreren Jahren, oft auch schon nach 1–2 Pollenflugsaisonen – tritt der Mischtyp, das *Asthma mixtum* auf, wenn Infekte des oberen und tieferen Atemtraktes dazukommen; das kann nach einer banalen Erkältung, einem Lokalinfekt einhergehend mit Fieber, Kopfschmerzen, Rhinitis, Pharyngitis, trockenem Husten, auch mit Konjunktivitis oder nach einem grippalen Infekt der Fall sein. Zwischen diesen aufgepfropften, plötzlichen Infekt- und Anfallsattacken können diese Patienten mit mehr oder weniger langen Zwischenräumen symptom- und beschwerdefrei sein. Im Laufe der Zeit werden diese akuten, paroxysmalen Verschlimmerungen des allergischen Asthmas anamnestisch immer weniger exakt bestimmbar; es kann geringer Husten bestehen, oft kann eine akute Attacke mit Exspektoration endigen. In diesem Zustand der Asthmaprogredienz vom klassischen atopischen Typ I-Bild zur Mischform ist wohl mit einer allergologischen

Diagnostik allein wenig zu erreichen. Die Zuziehung eines HNO-Spezialisten kann notwendig werden.

Intrinsic Asthma

Die Symptome dieser Asthmaform können hervorgerufen werden oder gleichzeitig auftreten mit einer bakteriellen und/oder viralen Infektion. Nicht allzu selten sitzt die auslösende Infektion in den paranasalen Nebenhöhlen. Diese Asthmaanfälle treten nicht in Beziehung zur Exposition gegen Aeroallergene auf. Die Symptomatik wird vielmehr hervorgerufen oder verstärkt durch Infekte, Kälte, Staub, Nebel, Anstrengungen (Sport). Psychologische Reizfaktoren und unspezifische klimatische oder umgebungsbedingte Veränderungen können mitspielen. Im in großen Mengen produzierten Sputum finden sich die üblichen pathogenen Keime wie Diplococcus pneumoniae, Haemophilus influenzae oder Staphylococcusspecies. Häufig jedoch ist eine sterile Sputumkultur oder reichliches Wachstum apathogener Keime vorhanden, meist nach mehr oder weniger optimal durchgeführter Antibiotikatherapie. Die allergische Eigen- und Familienanamnese ist häufig negativ, jedoch finden sich anamnestisch wiederholte Attacken von Bronchitis im Frühling oder Herbst seit 4 oder 5 Jahren. Orange und Brose erwähnen jedoch, daß intensives Befragen überraschenderweise anamnestische Hinweise auf Kontaktdermatitis, frühere Urtikariaschübe und allergische Medikamentenunverträglichkeit ergeben kann.

Die klinischen Zusammenhänge der Extrinsic- und Intrinsic-Varianten und deren gegenseitige Übergänge sind noch nicht klar. Auf der einen Seite könnte die Entzündung der mittleren und kleinen Bronchien als Schrittmacher einer Sensibilisierung dienen, wobei entzündliche Mukosaveränderungen das Durchdringungsvermögen inhalativer Allergene erhöhen und eine Sensibilisierung erlauben. Hilpert ist der Meinung, daß der klinische Übergang eines primären Intrinsic Asthma in das sekundäre antigeninduzierte Extrinsic Asthma außerordentlich selten sei. Nach eigenen poliklinischen Beobachtungen ist dieser Übergang zumindest anamnestisch nicht allzu selten. Man sieht in der Sprechstunde immer wieder Patienten mit einem ganz charakteristischen Krankheitsverlauf. Eine akute bakterielle oder virale Infektbronchitis konnte durch Antibiotika ausgeheilt werden. Nach achttägiger Beschwerdefreiheit kommt es zu asthmatischer Anfallssymptomatik. Vielleicht läuft in diesem beschwerdefreien Zeitraum eine Sensibilisierung gegen exogene Allergene ab. Man kann sich aber auch einen klinischen Verlauf in umgekehrter Richtung vorstellen: Bei bestehendem Asthma bronchiale vom Typ I kommt es aus nicht näher bekannten Gründen zu einer Minderung der Schleimhautresistenz mit gesteigerter Häufigkeit bakterieller bzw. viraler Infekte. Es wird von einigen Autoren vermutet, daß eine vorher schon durchgeführte oder noch ablaufende Kortikosteroidbehandlung wegen der allergischen Symptomatik zur Immunglobulinsenkung mit Resistenzverminderung führt. Es gibt aber auch noch die Möglichkeit, daß sich neben diesem Panoramawechsel eines Extrinsic in ein Intrinsic Asthma oder umgekehrt im klinischen Ablauf eine bronchiale Hyperreagibilität auf ein allergisches Bronchialasthma aufpfropft. Nach Hilpert, der diese fließenden Übergänge in seinem Kapitel in „Klinik der Gegenwart" Bd. V anschaulich darstellt, erklärt dieser Umstand am besten die vielen möglichen Verläufe, Übergänge und Mischformen der beiden Asthmaerkrankungen.

Zusammenfassend lassen sich also die klinischen Verlaufsformen des Asthma bronchiale folgendermaßen tabellarisch darstellen. Lungenfunktionsdiagnostik und Serologie wurden nicht berücksichtigt (Tabelle 1).

Das unspezifische Reflexasthma: "exercise induced asthma"

Kämmerer hat in früheren Auflagen von 1926 und 1934 seines damals allein veröffentlichten Buches „Allergische Diathese und allergische Erkrankungen" den Begriff des unspezifischen Reflexasthma geprägt. Er hat darunter eine hochgradig dispositionelle, zentrale oder periphere Reaktionsbereitschaft des bronchomuskulären Apparates auf verschiedene Ursachen verstanden, seien sie chemisch, thermisch, mechanisch, sensorisch oder auch durch Infektionen der Bronchien (besonders Influenzaviren) bedingt.

Nach neueren Untersuchungen über den Pathomechanismus zur Entstehung und Auslösung eines solchen reflektorisch ausgelösten Asthmaanfalls ist die Bronchokonstriktion durch autonome Reflexe über afferente und efferente Vagusfasern wichtig. Zu diesen Re-

Tabelle 1. Darstellung der klinischen Verlaufsformen des Asthma bronchiale

	Extrinsic Asthma		Intrinsic Asthma
	Atopisches Asthma (Typ I)	Nichtatopisches Asthma (Typ III)	
Alter bei erstmaligem Auftreten	Im allgemeinen im frühen Alter	Im allgemeinen beim Erwachsenen	Im allgemeinen beim Erwachsenen
Charakterisierung durch	Konstitutionelle Faktoren (allergische Diathese)	Umgebungsfaktoren	Multiple Faktoren
Reaktionen bei Hauttests	Pricktest + im allgemeinen multipel, Umgebungsallergene	Inkrakutantest + einzelne spezielle Allergene	Keine verwertbaren Ergebnisse
Asthmatische Reaktion bei Inhalationstest	Sofortreaktion 5–20 min	Spätreaktion 4–5 h	Nicht verwertbar

Nach Pepys J (1970) Immunological mechanisms in asthma. In: Pepys J, Frankland AW (eds) Disodium cromoglycate in allergic airways disease. Butterworth flexstimulatoren gehören physikalische Irritanzien wie Stäube, Husten, Lachen, rascher Temperaturwechsel vorwiegend von warm nach kalt. Eine Studie über die Problematik „Immissions- und Wettereinflüsse auf Erkrankungen der oberen und unteren Luftwege von Kindern in Berlin (West)", eine Gemeinschaftsarbeit von Pädiatern, Meteorologen und Sozialpädagogen an der Freien Universität Berlin, die von 1979 bis 1982 57000 Kinder erfaßte, hat ergeben, daß 27% mehr Bronchialasthmafälle in Neukölln als in Zehlendorf/Steglitz anzutreffen waren. Sulfit, das durch chemische Umsetzung von inhaliertem SO_2 mit dem wässerigen Bronchialsekret entsteht, kann wohl zu Überempfindlichkeitsreaktionen führen. Meteorologische Einwirkungen, Hausstaub und Hausstaubmilben sind gemeinsame ursächliche Faktoren.

Sehr oft kommt es zu Asthmaanfällen bald mit, bald ohne für den Patienten erkennbare Ursachen. Man hört oft die charakteristischen anamnestischen Angaben: „Wenn ich aus der warmen Wohnung auf die kalte Straße gehe, muß ich erst einmal stehenbleiben und warten, bis meine asthmatischen Beschwerden vorbei sind, dann geht es". Aber auch psychovegetative Reize können anfallsauslösend wirken. Rose, Hogg und Macklem sprechen hier von einem "cold air-sensitive asthma", das erstmals fast ausschließlich bei Erwachsenen auftritt. Bei diesen paroxysmalen Symptomen ist eine Antigen-Antikörperreaktion mit großer Wahrscheinlichkeit in den meisten Fällen nicht vorhanden; Hauttests sind negativ, das Krankheitsbild zeigt daher auch keine Beeinflussung durch die Immuntherapie.

Hierher gehört auch die von Patienten so sehr gefürchtete Verstärkung asthmatischer Beschwerden bei *Smogalarm*, die nicht allzu selten schon bei Meldungen in den Medien eintritt. Ring hat vor kurzem auf dem Symposium in München „Die vier Jahreszeiten der Allergie" betont, daß eine Beziehung zwischen Luftverschmutzung und allergischen Reaktionen bis heute trotz Behauptungen und Publikationen nicht bewiesen ist.

Zur therapeutischen Prävention derartiger reflektorischer Asthmaanfälle ist folgendes zu sagen:

- *Dosier-Aerosol:* Kombination des langsamer wirkenden Ipratropium- und Oxitropiumbromid (Wirkungsmaximum 30–60 min) und eines rascher wirksamen β_2-Sympathomimetikum (Fenoterol, Terbutalin, Salbutamol, Reproterol).

– Cromoglizinsäure Ketotifen.

– Glucokortikoide (Beclometason, Budisomid): Spät einsetzende Wirksamkeit.

– Anticholinergika (Ipratropium-Oxitropiumbromid) inhalativ. Wirkungsbeginn langsamer als β_2-Sympathomimetika, Wirkungsmaximum nach 30–60 min
Wirkungsdauer 3–2 h
eventuell Kombination mit β_2-Sympathikomimetika (Ipratropium + Fenoterol)

Es kann jedoch auch eine atopische Basis vorhanden sein, in diesem Sinne sind Patientenangaben so zu verwerten, daß das irritable, hyperreagible Bronchialasthma, wie es in seiner Symptomatik geschildert wurde, als Folge eines exogen-allergischen Extrinsic Asthma auftritt.

Aber nicht nur diese kurzfristigen und kurzandauernden stimulatorischen Ereignisse, sondern auch längerandauernde körperliche Anstrengungen zeigen an, daß beim Asthmatiker eine cholinergische Reaktionsbereitschaft dominiert. Herxheimer hat 1946 Patienten beschrieben, bei denen Asthma nach körperlichen Anstrengungen oder Hyperventilation einsetzte; er hat deutlich gezeigt, daß diese Attacke des *"exercise induced asthma"* kurze Zeit nach Beendigung der Anstrengung einsetzte.

Bemerkenswert ist der anamnestische Hinweis dieser Patienten, die häufig auch an exogen-allergischem Bronchialasthma und an allergischer Rhinitis leiden, daß 5–10 min nach Beendigung einer kontinuierlichen körperlichen Aktivität Beschwerden wie bei einer Bronchialobstruktion auftreten. Es gibt aber auch Beobachtungen über eine anstrengungsabhängige asthmatische Sofort- und Spätreaktion 4–10 h später bei Erwachsenen und Kindern; scheinbar spontane Exazerbationen des Asthma, beispielsweise nachts als Folge einer Stunden zurückliegenden körperlichen Anstrengung, können sich so erklären lassen. Oft hört man von den Eltern, daß die Jugendlichen im normalen Alltags- und Schulleben ohne Atembeschwerden sind, solange sie sich ruhig verhalten. Immer nach dem Fußballspiel komme es zu Atemnot. So wurde uns ein Kind

vom Hausarzt mit der Fragestellung nach allergischem Bronchialasthma überwiesen. Bei der genauen Erhebung der Krankheitsvorgeschichte erzählte der Junge, ein begeisterter Fußballspieler, daß
er zunehmende Atemnot mit Hustenreiz regelmäßig kurz vor Ende
der ersten Halbzeit des Fußballspiels – also nach 30–45 min – be-
komme; in der Spielpause gingen die Beschwerden zurück, jedoch
kurz nach Beginn der zweiten Halbzeit sei Atemnot verstärkt aufgetreten, so daß der junge Mann vom Spielfeld mußte.

Pathophysiologisch können Hypokapnie, Hyperventilation, ei-
ne gesteigerte α-adrenergische Aktivität vielleicht mit funktioneller
β-Rezeptorenblockade eine ätiopathogenetische Rolle spielen. Bei
einigen Patienten ist körperliche Anstrengung der einzige asthma-
auslösende Faktor. Durch Anstregung ausgelöste, anstrengungsinduzierte Dyspnoe ist deutlich stärker bei Patienten mit bereits bestehendem Extrinsic oder Intrinsic Asthma. Auftreten und Schwe-
regrad des durch körperliche Anstrengungen induzierten Bronchospasmus hängt von der Art der Anstrengung ab. Dauerlauf und an-
gestrengtes Rennen und Treppensteigen rufen am häufigsten
Atemnot hervor. Trablaufen („Jogging") und Radfahren führen
seltener zum sog. Sportasthma, Schwimmen wird am besten toleriert. Ebenso wie Schwimmen sind Golf, Kurzstreckenrennen und
Kajakpaddeln selten asthmogen. Gleichmäßiger, kontinuierlicher
Dauerlauf von 6–8 min ist die am meisten asthmogene Sportbetä-
tigung. Körperliches Training bessert eindeutig die allgemeine
sportliche Tauglichkeit, aber es vermindert nicht die Wahrscheinlichkeit der Entwicklung des "exercise induced asthma". Umfangreiche Untersuchungen haben ergeben, daß Training oder gele-
gentliche Medikation von Steroiden oder von Broncholytika we-
sentlichen Einfluß auf die Verminderung der Symptome besitzen.
Wichtig ist der Hinweis, daß "exercise induced asthma" keine
Kontraindikation zur Teilnahme an sportlichen Aktivitäten darstellt, aber es ist notwendig, ein klares Programm aufzustellen, um
die Angst vor körperlichen Aktivitäten, Sport usw. dem Patienten,
oft dem kleinen Patienten, zu nehmen. Der Hausarzt sollte das "exercise induced asthma" ernstnehmen und gezielt psychologisch
und physiotherapeutisch und nicht ungezielt medikamentös be-
handeln. Die Behandlung des "exercise induced asthma" hat zwei
Säulen:

1. Auswahl der körperlichen Anstrengungen oder Sportaktivität, die am besten vom Patienten toleriert wird. Der Patient soll Ruhepausen zwischen kurzen Aktivitätsspitzen einschalten.
2. Treten trotzdem belastungsabhängige Symptome auf, sind regelmäßig eingenommene Bronchodilatatoren 1–2 h vor Belastung oder 15–20 min vor diesen inhalativ in folgender Reihenfolge angezeigt.

- *Theophyllin* und dessen wasserlösliche Salze:

  Wirkungsbeginn nach 5–15 min, Maximum nach 30 min; Wirkungsdauer 6–8 h.
- *Glukokortikoide* inhalativ (z. B. Beclomethason):
  Nachteil bei der vollen Wirkung erst nach 7 Tagen
- *Cromoglicinsäure* (Spinhaler, 15–60 min vor Körperbelastung),
  Ketotifen als Prophylaktikum, keine Bronchodilatatoren.
  Wirkungsbeginn in wenigen Minuten, Maximum 15–20 min, Wirkungsdauer 6 h.
- β_2-*Sympathikomimetika* (Fenoterol, Salbutamol, Reprotermol). Wirkungsbeginn wenige Minuten, Maximum nach 15–20 min, Dauer 6–8 h;
  eventuell Kombination mit Cromoglicinsäure und/oder Ipratropiumbromid bzw. Theophyllinpräparaten.

Zur Symptomatik ist noch zu sagen, daß die Beschwerden bei "exercise induced asthma" typischerweise 5–10 min nach Beendigung der körperlichen Aktivität beginnen und daß sie im Ruhezustand sehr rasch zurückgehen; sie können aber auch bis zu einer Stunde anhalten oder in einen schweren Asthmaanfall übergehen. Die Wiederholung der gleichen körperlichen Anstrengung in weniger als 2 h kann zu einer erhöhten Toleranz der körperlichen Aktivität führen.

Rose, Hogg und Macklem bringen in einer Tabelle über die Klassifizierung verschiedener Asthmaformen klinische Charakteristika des "exercise induced asthma": Atembeschwerden (Kindheit oder Erwachsenenalter), paroxysmale Symptomatik (nach körperlichen bzw. sportlichen Aktivitäten), fragliche Beteiligung von Antigen-Antikörperreaktionen, Mißerfolg der Immuntherapie, Möglichkeit eines atopischen Status. Interessant ist nach Matthys, daß meist Sportler betroffen sind; er vermutet, daß diese Anstrengungsform des Asthma auch bei Erwachsenen häufiger nachzuweisen wäre, wenn diese sich gleich intensiv wie in ihrer Kindheit bewegen würden.

Abschließend bleiben noch einige differentialdiagnostische Hinweise zur Abgrenzung der Atemnot des Erwachsenen, einhergehend mit Atemwegsobstruktion unter körperlicher Belastung. Es gibt wohl auch Erwachsene, die über eine deutliche Verschlechterung ihrer asthmatischen Dyspnoe unter körperlicher Belastung im Sinne eines "exercise induced asthma" klagen, häufiger aber sind ältere Patienten mit obstruktiver Atemwegserkrankung, die im Ruhezustand beschwerdefrei sind, aber bei geringster körperlicher Belastung über Atemnot klagen, vor allem dann, wenn eine kardiale Komponente im Spiele ist.

Das Anstrengungsasthma junger Menschen und Erwachsener hat nach eigenen poliklinischen Erfahrungen eine große differentialdiagnostische Bedeutung, es kann bei mangelhafter Berücksichtigung und Unkenntnis der pathophysiologischen Grundlagen die Diagnostik in falsche Bahnen lenken.

Asthma als Berufskrankheit

Bei der poliklinischen Erstkonsultation eines Asthmatikers über allgemeine private und berufliche Verhältnisse wird man bei der Unterhaltung mit dem Patienten und bei der Erhebung der Eigenanamnese sehr schnell herausbekommen, ob ein Zusammenhang des Anfallsleidens mit beruflicher Exposition gegeben ist; diese Vermutung wird der Patient selbst sehr bald zur Sprache bringen. Es gibt eine große Zahl tierischer, pflanzlicher und chemischer Allergene, die zu einem exogenen Extrinsic Asthma führen. Ob dann ein beruflicher Zusammenhang besteht oder ob eine außerberufliche Auslösung in Erwägung zu ziehen ist, muß eine subtil erhobene Berufsanamnese zeigen. In der von Matthys aufgestellten Liste von Berufskrankheiten, die zu den Atmungsorganen Bezug haben, ist besonders die Gruppe 43 obstruktive Atemwegserkrankungen mit den beiden Untergruppen 43.01 und 43.02 zu erwähnen. Da sie gewerbemedizinisch große Bedeutung haben, soll hier noch einmal der Wortlaut dieser beiden Untergruppen gebracht werden.

72

43.01 Durch allergisierende Stoffe verursachte obstruktive Atemwegserkrankungen, die zur Unterlassung aller Tätigkeiten gezwungen haben, die für die Entstehung, die Verschlimmerung oder das Wiederaufleben der Krankheit ursächlich waren oder sein können.

43.02 Durch chemisch-irritativ oder toxisch wirkende Stoffe verursachte obstruktive Atemwegserkrankungen, die zur Unterlassung aller Tätigkeiten gezwungen haben, die für die Entstehung, die Verschlimmerung oder das Wiederaufleben der Krankheit ursächlich waren oder sein können.

Von den entschädigungspflichtigen, berufsbedingten echten Asthmaformen, diagnostiziert durch Feststellung des antigeninduzierten Sensibilisierungsgrades an der Haut, am Schockorgan und nach Lungenfunktionsprüfungen, und neben den obstruktiven Atemwegserkrankungen mit asthmaartigem Charakter aus chemisch-irritativer Ursache heraus sind noch Asthmaformen abzugrenzen, die durch zusätzliche atmosphärische Einwirkungen (Kälte, Hitze, überdurchschnittliche Staubbelastung) und durch primär bakteriell-virale Bronchialinfekte als Erkrankungsbasis große anamnestische und diagnostische Schwierigkeiten aufweisen (Reichel). Drei wichtige Kriterien erlauben schon mit wenigen Fragen in der Sprechstunde beruflich verursachte und aufgezwungene Asthmaerkrankungen abzutrennen (Michel).

1. Fragen über die Verbreitung des vom Patienten angeschuldigten Antigens und über die Abgrenzung gegenüber einem ubiquitären Vorkommen außerhalb des Berufslebens als sog. Freizeiterkrankungen (siehe Blühkalender!)

2. Fragen zur Exposition gegenüber dem vermuteten, möglicherweise sensibilisierenden Arbeitsstoff: Kontinuierlicher oder intermittierender Kontakt, Intensität, Art und Weise der Exposition (allgemeine Berufs- und spezielle Arbeitsplatzbedingungen, Arbeitsmethodik: Verstäuben der Arbeitsstoffe, Staubentwicklung).

3. Fragen über die Größe eines exponierten Personenkreises, der bei gleichen Arbeitsplatzbedingungen an ähnlichen allergischen Symptomen erkrankt ist. (Sensibilisierungsindex: prozentuales Verhältnis der Sensibilisierten zur Gesamtzahl der Exponierten: Fuchs).

Damit hat man dann schon Hinweise, ob der betreffende Patient, der vor dem Arzt sitzt, eine atopische Eigen- und Familienanamnese aufweist.

Asthma und Psyche

Kämmerer hat schon früher betont, daß es kaum eine noch so organisch gesicherte Krankheit gibt, auf die das Seelenleben des Patienten keinen fördernden, miterhaltenden oder hemmenden Einfluß nimmt, und keine Kranken, bei denen der Arzt nicht auch psychotherapeutisch wirken sollte. Man muß sich in der Sprechstunde die Frage stellen, ob auch bei einwandfrei allergisch geklärter Anamnese des Asthma eine psychische Beeinflussung möglich und vielleicht auch die Zusammenarbeit mit einem Psychosomatiker bzw. Psychotherapeuten im Einzelfall notwendig ist. Zur Beurteilung einer asthmatischen Persönlichkeit und deren spezifische Verhaltensstörungen hat die Amsterdamer Arbeitsgruppe um Groen und Bastiaan zehn Punkte aufgestellt. Die wichtigsten sind, daß der Asthmatiker überdurchschnittlich häufig Egozentrizität, Neigung zu Herrschsucht und Tyrannei in der eigenen Familie, Eigensinn mit Konfliktgefahr mit Autoritätspersonen, Eifersucht und Rivalität zeigt. Das wird man bei der Eigen- und Familienanamnese recht schnell herausbekommen. Kinsman et al. haben sich sehr intensiv mit der Bedeutung der Angst beim Asthmatiker beschäftigt, die Autoren warnen jedoch vor einer Überbewertung. Jores und v. Kerékjártó weisen darauf hin, daß es auch kein asthmaförderndes oder -auslösendes Klima gibt und daß nur eine psychosomatische Betrachtung eines Asthmatikers weiterhelfen kann. Für jeden allergologisch erfahrenen Kollegen ist es außer Zweifel, daß vor allen länger bestehende Asthmaanfälle – auch von exogen allergischem Charakter – bald im Laufe der Zeit, etwa von Jahren, mehr oder weniger psychisch beeinflußbar sind, ja manchmal nur durch psychische Vorstellungen hervorzurufen sind. Wetter und Klima werden von jedem Menschen anders erlebt, jede Witterung und jede Landschaft hat für den jeweiligen Menschen und für Asthmatiker verschiedenen Bedeutungsgehalt. Wie oft hört man in der Praxis: „Mir ist es im Urlaub schlecht gegangen, die Berge und der Talkessel haben auf das Gemüt gedrückt". Die seelische Überlagerung spielt eine große Rolle, die Anfallsangst erzeugt eine Angst- und

Erwartungsneurose durch die Erinnerung an frühere schwere Anfälle und Zustände. Bei einem früher rein allergischen Asthma kommt es zu „Spezifitätsverlust", zu „ausgefahrenen" und zu „gefühlsbetonten seelischen Vorstellungen".

In diesem Zusammenhang müssen wir uns mit dem Problem des Asthmaanfalls als einem bedingten Reflex beschäftigen. Hierher gehören die mehrfach publizierten klinischen Beobachtungen, daß Pollenallergiker auch im Winter beim Anblick einer blühenden Wiese auf dem Fernsehschirm einen Pollinoseanfall bekommen. Es wird also notwendig sein, im Gespräch mit dem Patienten herauszubekommen, unter welchen vor allem konstanten Bedingungen Asthmaanfälle entstehen. Es ist aber wohl oft schwer, die Rolle derartig bedingter Reflexe im Krankheitsgeschehen aufzuklären. Auch der Asthmaanfall als sog. induzierte Krankheit gehört hierher. Die Gruppe von Asthmatikern, die eine Geruchsüberempfindlichkeit aufweisen, sind hier einzuordnen. Freyberger et al. betonen, daß diese Überempfindlichkeit nicht generell alle Gerüche betrifft, sondern jene, die mit Unsauberkeit und Schmutz zu tun haben. Diese Geruchsüberempfindlichkeit ist rein emotional bedingt, es ist aber trotzdem schwer, im Einzelfall die allergische Noxe oder Komponente anamnestisch und differentialdiagnostisch herauszuarbeiten.

So ist es möglich, Asthma „zu erlernen"; Asthmatiker können in der Lage sein, willkürlich ihr Asthma hervorzurufen. In meiner Allergie-Sprechstunde ist einmal eine Mutter mit ihrem asthmatischen Kind gekommen mit der anamnestischen Angabe, Asthmaanfälle immer nur beim Besuch der Großmutter in deren Wohnung zu bekommen. Auf meine Frage an das Kind – nicht an die Mutter, die ich aus dem Sprechzimmer entließ –, was nach seiner eigenen Meinung die Ursache dieser Atemnot sei, antwortete es, „meine Oma stinkt". – In einem solchen Fall bleibt dann differentialdiagnostisch zu klären, ob eine Hausstaub-, Hausstaubmilbenallergie (durchaus möglich in Wohnräumen älterer Menschen!) oder ein induziertes Asthma allein vorliegt. Fehlsteuerungen vegetativer Funktionen im Sinne einer sog. vegetativen Dystonie können bei psychosomatischen Grenzfällen eine maßgebende Rolle spielen. In der Allergie-Sprechstunde werden Angaben der Patienten über dauernde oder anfallsartige Atemnot vorgebracht, oft mit dem Gefühl des Zusammenschnürens der Brust und des Erstickens sowie der inneren Unruhe; diese Symptomengruppe wird unter dem Begriff „Atemkorsett" (Hoff u. Krauland-Steinbereitner) zusammengefaßt. Während klinisch rein vegetative Formen respiratorischer Dysfunktionen nicht allzu häufig sind, sind Übergänge und Mischformen (echtes Bronchialasthma – spastisch-asthmoide Bronchitis – psychogene Überlagerung asthmoider Beschwerden – „neurotische" Atembeschwerden) nicht selten. Die Abgrenzung derartiger Krankheitsbilder erfordert psychosomatisches Basiswissen und Einführungsvermögen des Allergologen.

Medikamentenasthma

Wir wollen in diesem Abschnitt versuchen, anamnestische Hinweise des poliklinischen Patienten auf eine Medikamentenallergie darzustellen, um dann diagnostisch und therapeutisch weiterzukommen.

Über die klinischen und serologischen Erscheinungsbilder von Arzneimittelallergien an einzelnen Organen und Organsystemen ist eingehend in den einschlägigen Kapiteln des Buches „Erkrankungen durch Arzneimittel" (1984) diskutiert worden. Außerdem wurden die sechs Kriterien zur Diagnostik der Arzneimittelallergie im Abschnitt „Rhinitis und Polyposis nasi" (S. 53) im Zusammenhang mit der Aspirintriade besprochen. Hier geht es vor allem um die Diagnostik eines arzneimittelinduzierten Bronchialasthma. In dem Informationsbericht der Arzneimittelkommission der Deutschen Ärzteschaft im Deutschen Ärzteblatt vom 1. 3. 1985 ist ein neuer Berichtsbogen veröffentlicht, der die bereits erwähnten Kriterien in für statistische Zwecke günstiger Form bringt. In der Spalte über vermutete Zusammenhänge eines Arzneimittels mit beobachteten unerwünschten Wirkungen sind vermerkt „früher gegeben", „vertragen" und „gegebenenfalls Reexposition". Eine sehr wichtige Frage an den Patienten ist, ob die bereits bei Ersteinnahme des Medikaments aufgetretenen Unverträglichkeitsreaktionen bei einer Zweiteinnahme sofort ohne die Zeitspanne der Erstsensibilisierung auftreten. Überhaupt sind in einem Anamnesefragebogen Hinweise wichtig, ob und welche Medikamente (Fieber-, Kopfschmerzmittel usw.), Salben oder Tinkturen nur gelegentlich genommen werden und ob bzw. warum gewechselt wurde.

In einer Arbeit über Arzneimittelwirkungen, die 40 000 Fälle aus dem Jahre 1983 umfaßt, heißt es, daß 22,4% aller Berichte schwere Überempfindlichkeitsreaktionen betrafen; 7% waren anaphylaktische bzw. anaphylaktoide Schockreaktionen und 15,9% andere schwere Überempfindlichkeitsreaktionen wie Arzneimittelfieber, Angioödem, Laryngo- und Bronchospasmus.

Von praktischer Wichtigkeit ist das aspirininduzierte Asthma (S. 54); Aspirin und andere nicht steroidale entzündungshemmende Medikamente ("nonsteroidal antiinflammatory drugs", NSAID) können Asthmaanfälle bei einem Extrinsic und Intrinsic Asthma auslösen. Analgetika und NSAID bilden eine heterogene Gruppe, die nicht systemisch klassifiziert werden kann. Entsprechend ihrer chemischen Struktur können sie folgendermaßen eingeteilt werden:

1. Aspirin und Salicylate (ASS);
2. Indometacin und Verwandte;
3. Aminophenolderivate (Paracetamol, Phenacetin);
4. Pyrazolonderivate (Antipyrin, Amidopyrin, Phenylbutazon, Oxyphenylbutazon);
5. Fenamate (Mefenaminsäure, Flufenaminsäure, Merloxenaminsäure).

Serologische Untersuchungen ergeben, daß von den zwei Typen von Überempfindlichkeitsreaktionen eine eine echte allergische Reaktion auf dem Boden einer Antigen-Antikörperreaktion darstellt, während die andere durch anaphylaktoide Intoleranzsymptome charakterisiert ist, vermutlich Folge einer genetisch bedingten metabolischen Gleichgewichtsstörung im Zyklooxigenase/Lipooxigenase-System.

Arbeiten über die Häufigkeit des AIA ("aspirin induced asthma") kommen zu unterschiedlichen Prozentzahlen. Es wird angenommen, daß zwischen 0,2 und 20% der Asthmatiker eine Aspirinempfindlichkeit zeigen. Bei diagnostischer Verwendung der oralen Exposition, kombiniert mit Spirometrie, lag die Häufigkeit des AIA bei Asthmatikern bei 8%, auch Prozentzahlen von 12, 16 und 25% sind bekannt geworden, so 13% in einer pädiatrischen Studie, bei Erwachsenen bis zu 19%. Es wird allgemein angenommen, daß AIA bei Kindern sehr ungewöhnlich ist, aber es ist in diesen Altersstufen nicht unbekannt. Auch hier sind ebenso wie bei Erwachsenen die publizierten Prozentzahlen außerordentlich uneinheitlich, sie schwanken zwischen 13 und 28%.

Wichtig für die Praxis sind Literaturhinweise über eine familiäre Aspirin-Intoleranz. Szczeklik hat eine Population von 500 gesicherten AIA-Patienten untersucht und darunter nur zwei Fälle einer familiären Aspirin-Intoleranz gefunden, darunter war ein Asthmatiker, der nach Aspirin-Einnahme gestorben ist.

Hier muß noch Tartrazin genannt werden, ein gelber Azofarbstoff, der weit verbreitet zur Färbung und Tönung von Nahrungsmitteln (Süßwarenindustrie: Kekse, Tortengebäck, Speiseeis; Mayonnaise), Bargetränken, Medikamenten und von Kosmetika verwandt wird. Bei einigen aspirinsensitiven Patienten erzeugt Tartrazin eine Bronchokonstriktion, ähnlich wie Aspirin und andere Zycloocygenase-Inhibitoren.

Hier ist die Frage wichtig: Kann in der Allergie-Sprechstunde oder in der Praxis durch die Krankheitsvorgeschichte und die Symptome eines Asthmatikers die Verdachtsdiagnose einer Aspirin-Intoleranz bzw. -Überempfindlichkeit gestellt werden? Ein gewisses Entwicklungsmuster der Erkrankung ist in der Weltliteratur allgemein bekannt.

1. Keine charakteristischen Vor- oder Früherkrankungen in der Kindheit und im jugendlichen Alter bei aspirinintoleranten Patienten;

2. Beginn einer intermittierenden, schweren vasomotorischen Rhinitis im 3. oder 4. Lebensjahrzehnt (bei der Frau drei- oder viermal so oft wie beim Mann); ein Auftreten bei Atopikern ist bekannt, beim Kind ist es nicht ungewöhnlich.

3. Dann Auftreten einer schweren chronischen Rhinorrhoe mit nasaler Verstopfung im Verlauf von Monaten und von rekurrierenden Nasenpolypen.

4. Entwicklung von Bronchialasthma und von Aspirin-Intoleranz in den nächsten Jahren.

5. Charakteristika und Symptomatik dieser Intoleranz: Entwicklung asthmatischer Anfälle innerhalb von Minuten bis Stunden nach Aspirin-Einnahme, oft begleitet von Nasenfluß, konjunktivaler Reizung und Rötung der Kopfhaut und der Nackenge-

gend; unerwartete Erstreaktion nach Aspirin-Einnahme, die
vom Patienten nicht auf das Arzneimittel bezogen wird, da
meist das Medikament früher angeblich schadlos und beschwerdefrei vertragen wurde.

Vorkommen einer Bewußtseinsstörung oder gar eines Bewußt-
seinsverlustes während eines Asthmaanfalls ist hochgradig verdächtig auf eine akute, in diesem Fall „allergische" Reaktion.

6. Der perorale Expositionstest ist neben einer subtilen Krankheitsvorgeschichte zur Diagnose der sicherste Weg, der bei
Durchführung unter klinischer Beobachtung und unter steigenden Aspirin-Dosen nicht gefährlich ist. Die Schwellendosis für
Patienten mit eindeutiger Anamnese ist niedrig, sehr niedrige
Aspirin-Dosen von etwa 30 mg erzeugen eine Reaktion mit
Atemwegsobstruktion; Patienten mit negativer Anamnese benötigen normalerweise größere Aspirin-Dosen von annähernd
200 mg zur Produktion einer Obstruktion.

7. *Einzige Therapie:*
Unbedingtes Vermeiden aspirinhaltiger Medikamente, größte
Vorsicht bei Verordnung aller anderen Schmerzmittel. Eintra-
gung in einen mehrsprachen Allergiepaß, den der Patient im
Personalausweis oder Reisepaß mitführen soll.

2.3.5 Allergien des Magen-Darm-Kanals,
    Nahrungsmittelallergien

Die Einteilung Nahrungsmittel-bedingter Unverträglichkeitserscheinungen trennt die auf dem Boden der Sensibilisierung entstan-
dene, meist IgE, aber auch IgG bzw. IgM vermittelte Allergie mit
den charakteristischen gastrointestinalen (Übelkeit, Brechreiz, Erbrechen, explosionsartige Durchfälle) und extragastrointestinalen
(Asthma, Urtikaria) Symptomen ab von der *Idiosynkrasie* (durch
direkte Mediatorenfreisetzung) und von der *Intoleranz* („Pseudo-
allergie"); hier kommt es durch hohen Histamingehalt (Serotonin
in Bananen) ohne substanzspezifischen immunologischen Sensibi-
lisierungsmechanismus zur Histaminfreisetzung (Erdbeeren, Tomaten, Schalentiere) und zu Intoleranzphänomenen vom Acetylsa-
lizylsäuretyp (ASS-Additiva-Intoleranzsyndrom: Acetylsalizylsäure, Benzoesäure, Tartrazin-Gelbfarbstoff). Rohe Früchte enthal-

ten Salizylate in Konzentrationen, die durchaus genügen, um pseudoallergische Reaktionen hervorzurufen. Geringe Mengen von Benzoaten und Salizylaten finden sich in Heidelbeeren, Bananen, grünen Erbsen, Lakritze und anderen Frucht- und Gemüsesorten. Rhabarber, Pampelmuse, Orange, Apfel, Rotwein- und Biersorten können klinische Reaktionen bei aspirinempfindlichen Patienten induzieren. Zur Schönung und Konservierung dienen außerdem Steinkohlederivate, gewisse Azofarbstoffe, besonders ist hier Tartrazin in alkoholfreien Bardrinks zu nennen.

Eine Nahrungsmittelallergie manifestiert sich nicht unbedingt nach Genuß des angeschuldigten oder verdächtigten Nahrungsmittels am Magen-Darm-Kanal. So kann ein Fischallergiker nach Fischgenuß einen Asthmaanfall bekommen, ohne daß eine gastrointestinale Symptomatik auftritt und Magen-Darm-Symptome können auf der anderen Seite nach einer Polleninhalation beobachtet werden. Storm van Leeuwen hat schon 1926 beobachtet, daß Asthmatiker sehr häufig Milch, Butter und Käse nicht „vertragen" und daß etwa 10% der Asthmatiker gegenüber nahezu allen Nahrungsmitteln „intolerant" waren; diese Patienten waren asthmafrei, wenn sie zwei Tage hungerten. Tatsächlich spielt eine Hefe- oder Schimmelpilzallergie (Käse, Brot, Hefegebäck, Hefeextrakte) auch heute noch bei der Pathogenese allergischer Magen-Darmstörungen eine wichtige Rolle.

Häufigkeit

Schätzungen über die Häufigkeit der IgE-vermittelten Nahrungsmittelallergien schwanken zwischen 0,1 und 7% der Bevölkerung, wobei das Verhältnis zwischen Mann und Frau annähernd 2:1 ist; etwa 10–20% der akuten und chronischen Erkrankungen des Magen-Darm-Kanals sollen nach größeren Statistiken auf allergischen Entstehungs- und Unterhaltungsmechanismen beruhen. Nach neuen Untersuchungen weisen 0,5% der Kinder eine Überempfindlichkeit gegenüber Kuhmilch auf. So ist die Entwicklung eines angioneurotischen Ödems der Lippen und/oder von Asthma nach Genuß von Eiern bei einem eiallergischen Kind nicht allzu selten. Bei der allergischen Rhinitis nach Nahrungsaufnahme kommt es zu Niesanfällen, Laufen der Nase. Diese Kinder neigen dann auch bei oraler Exposition zu Übelkeit, Erbrechen und unklaren Leibschmerzen. Wenn nach entsprechend subtiler Anamnese die Diagnose einer Magen-Darm-Allergie nicht gestellt wird, dann bleiben diese Symptome in ihrer Bedeutung unerkannt und werden unter Umständen falsch behandelt. Auf der anderen Seite kann ein Kind nach Genuß bestimmter Nahrungsmittel einen Dauerhusten unabhängig von der Nahrungsmittelexposition entwickeln. Aber nicht nur die pulmonale Anfallssymptomatik zusammen mit Gastrointestinalerscheinungen, sondern auch die asthmoide Symptomatik mit Bronchospastik kann ohne Magen-Darm-Symptome eine Nahrungsmittelunverträglichkeit als Grundlage haben.

Nahrungsmittelallergene

Prinzipiell kann jedes Nahrungsmittel als Allergen sensibilisieren, Eßgewohnheiten des einzelnen und Charakteristika regional unterschiedlicher Ernährung spielen eine große Rolle. Entsprechend den deutschen bzw. europäischen Eßgewohnheiten ist folgende Liste aggressiver Nahrungsmittel als Ursache von Allergien zu beachten:

Nahrungsmittel tierischen Ursprungs:

– Fische
– Schalentiere
– Hühnerei: klar und gelb
– Milch
– Fleisch
– Geflügel

Nahrungsmittel pflanzlichen Ursprungs:

– Nüsse (Haselnuß, Walnuß, Mandeln)
– Stein-, Kernobst (Apfel, Birne)
– Gemüse (Sellerie, Karotte, Hülsenfrüchte, Paprika)
– Gewürze, Kräuter (Anis, Kamille)

Da der einzelne im Verlauf eines Tages bis zu 120 sensibilisierungsfähige Nahrungs- und Genußmittel einschließlich Gewürze und Konservierungszusätze zu sich nehmen kann und da quantitative Probleme sowie endokrine, psychische, klimatische und jahreszeitliche Faktoren und Schwankungen mitwirken, ist es selbstverständlich, daß der Allergologe anamnestische, diagnostische und therapeutische Schwierigkeiten hat. Wüthrich hat erst vor kurzem auf die große Bedeutung von Sellerieallergie (40% aller Nahrungsmittelallergien) hingewiesen. Wichtig für die Allergenität ist auch die Zubereitungsart, d. h. der Abbau eines Nahrungsmittels, und die Menge des unverändert resorbierten Eiweißes. Zu erwähnen ist noch, daß Weizen und Mais zu den Grundnahrungsmitteln der amerikanischen Bevölkerung mit einer entsprechend hohen dortigen Sensibilisierungsrate (Weizen ca. 70%) gehören.

Chemisch verwandte Nahrungsmittel können spezies-spezifische und -unspezifische allergene Eigenschaften gemeinsam besitzen (z. B. Schalentiere, Krabben, Flußkrebse, Hummer, andere Krebse, Tintenfisch).

Allgemeine Diagnostik

Anamnese

Die Erhebung einer allergiespezifischen Anamnese ist bei Beschwerden und Symptomen des Magen-Darm-Traktes besonders wichtig zur Abtrennung allergischer von nicht-allergischen Krankheitsbildern. Von Bedeutung sind anamnestische Hinweise auf jahreszeitlich fixierte Symptome, die man dann im Zusammenhang mit Genußmitteln, in rohem Zustand genossen, Gemüse und Obst bringen kann, die zu bestimmten Jahreszeiten am Markt angeboten werden; auch das Ursprungsland dieser Nahrungsmittel ist von Bedeutung. Hierher gehört auch die Frage, ob die Symptomatik daheim während des gleichmäßigen Arbeits- und Lebensrhythmus auftritt oder zu Zeiten ungewöhnlicher Belastungen, z. B. bei Ferienreisen in Ländern mit völlig anderen Lebensgewohnheiten und veränderten hygienischen Verhältnissen. Das ist wichtig zur differentialdiagnostischen Beurteilung bakterieller Darminfekte. Meist hat der Patient mit unklarer abdominaler Symptomatik Vorstellungen über das anfallsauslösende Nahrungsmittel. Am besten bittet man die Patienten, ein Tagebuch über Abneigung oder Unverträglichkeit bestimmter Nahrungsmittel und zwar in rohem und/ oder gekochtem Zustand (Ei, Milch, Obstsorten), über andere Speisen in fester, flüssiger oder gekochter Form, Getränke nichtalkoholischer und alkoholischer Natur zu führen. Ich mache den Vorschlag, ein sog. Oktavheft doppelseitig zu führen und zu beschreiben: links den Essensplan in Blau zu führen und rechts etwaig aufgetretene Beschwerden in Rot zu vermerken und zwar unter genauen Zeitangaben (Allergien des Magen-Darm-Traktes sind im allgemeinen Soforttyp-Reaktionen); ein solches Essenstagebuch sollte mindestens 14 Tage geführt werden, wenn in diesem Zeitraum eine gewisse Gleichmäßigkeit im Tagesablauf gewährleistet ist. Charakteristisch für eine erhöhte Sensibilisierung sind der Genuß überhaupt zu großer Nahrungsmengen, zu rasches und zu hastiges Essen in überreiztem, übermüdeten Allgemeinzustand und gleichzeitiger Genuß von Alkoholika; bekannt sind auch hier die sog. Aperitifs („Magenöffner", wichtig zur Beschleunigung der Passage). Nahrungsmittel, die täglich und regelmäßig genossen werden, wirken seltener sensibilisierend als Speisen, die man nur zu gewissen Anlässen und seltener zu sich nimmt.

Wichtig sind auch Koch- und Konservierungsgewohnheiten; es ist bekannt, daß ein hartgekochtes und dazu feingehacktes Ei bei einem Ei-Allergiker wahrscheinlich eine geringere oder überhaupt keine Reaktion erzeugen wird im Gegensatz zu einem rohen oder dotterweich gekochten Ei und daß gewisse Fischkonserven eher allergisierend wirken als Frischfisch.

Laboratoriumsuntersuchungen

Zu ergänzenden Untersuchungen, die in einer Allergologiepraxis durchgeführt werden können, gehört die Bluteosinophilie; sie kann – unter Ausschluß anderer Ursachen – ein gewisser Hinweis für einen allergischen Entstehungs- und Unterhaltungsmechanismus der Magen-Darm-Beschwerden sein. Die Gewinnung bzw. Isolierung einer Stuhl-Schleimflocke und deren Färbung und Untersuchung auf Eosinophilie stößt in der Ambulanz-Sprechstunde auf technische und organisatorische Schwierigkeiten; die Überweisung zu einem Gastroenterologen, der einen Schleimfetzen oder eine Schleimflocke rektoskopisch unter direkter Sicht mit Stiltupfern auffängt und dann nach Färbung weiter differenziert, ist oft angezeigt.

Hauttestungen

Pricktestungen, die im allgemeinen mit Inhalationsallergen durchgeführt werden, zeigen mit nutritiven Allergenen schwer diagnostisch verwertbare Ergebnisse. Bei anamnestisch vermutetem hohen Sensibilisierungsgrad sind zunächst ausschließlich Pricktests mit Nahrungsmitteln, die Soforttyp-Symptome auszulösen vermögen, wie Hühnerei, Fisch, Milch usw. angezeigt. Wüthrich ist in mehreren Arbeiten auf die Problematik besonders des Scratchtestes bei Verwendung der unstabilen kommerziellen Testlösungen mit „labilen" (falsch negative Testergebnisse) und „stabilen" Nahrungsmittelallergenen (Konstanz der Allergenität auch nach Extraktherstellung) eingegangen.

Intradermaltestungen mit den wichtigsten Einzel-Nahrungsmitteln schließen sich dann an, wenn Pricktests mit handelsüblichen Extrakten bei verdächtiger Anamnese negativ ausgefallen sind. Intradermaltests mit Handelspräparaten sind von begrenztem Wert, da die Zahl falsch positiver Reaktionen bei Gesunden sehr groß ist und da bei Allergikern nicht allzu selten positive Hautreaktionen gegenüber einer Vielzahl von Nahrungsmittelallergenen gefunden werden. Oehling betont, je natürlicher die zur Diagnose verwendeten Nahrungsmittel seien, desto diagnostisch zuverlässiger sei die Intrakutantestung. Nach Angaben des gleichen Autors erreicht die diagnostische Zuverlässigkeit der Intrakutantests mit Nahrungsmittelallergenen 79%, verglichen mit anderen Tests.

Der *Reibtest* mit nativen Nahrungsmitteln kann ebenfalls von diagnostischem Nutzen bei fraglicher Nahrungsmittelallergie sein; sein diagnostischer Stellenwert besteht nach Oehling in der Vervollständigung der Untersuchung bei eindeutiger positiver Anamnese und bei dann nicht risikoloser Kutan- und Intrakutantestung.

Die *doppelblinde perorale Exposition* ist notwendig zur unbedingten Objektivierung, sie ist jedoch ambulant technisch nicht problemlos. Die Durchführung geht folgendermaßen:

a) Zwei Wochen vor der Exposition sind die angeschuldigten bzw. verdächtigten Nahrungsmittel aus der Normalkost wegzulassen.

b) Es sind getrocknete, pulverisierte Nahrungsmittel zu nehmen. Das verdächtigte Allergen sollte in einer undurchsichtigen Kapsel aus der Apotheke weder durch den Arzt noch durch sein ärztliches Hilfspersonal, sondern durch eine Praxishelferin inkorporiert werden. Die Anfangsdosis, schwankend zwischen 20 und 2000 mg, hängt vom klinisch vermuteten Überempfindlichkeitsgrad ab. Die Kapseln sollten morgens nüchtern eingenommen werden. Der perorale Expositionsversuch kann in seinen Ergebnissen bei dem schwankenden Symptomencharakter allergisch-anaphylaktischer Reaktionen stark schwanken. Bei Positivität kann es innerhalb weniger Minuten zu akuten gastrointestinalen Unverträglichkeitserscheinungen kommen, in einem Zeitraum bis zu zwei Stunden können akute Überempfindlichkeitsreaktionen auch außerhalb des Magen-Darm-Kanals auftreten (z. B. Urtikaria). Die perorale Exposition ist deswegen auch diagnostisch sehr schwer verwertbar, weil Nahrungsmittelallergien nach kürzerer oder längerer Zeit „spontan" verschwinden können und weil nach einer gewissen Dauer einer kontinuierlichen Exposition die Intensität der akuten Symptomatik abnehmen kann, so daß sie vom Patienten nicht mehr im Sinne einer Allergie empfunden wird.

Bei Kleinkindern, die Kapseln schlecht schlucken, soll das verdächtigte Nahrungsmittel in die Diät hineingeschmuggelt werden, aber nicht durch die Eltern, sondern wieder durch eine neutrale Hilfsperson. Karenztests haben bei Nahrungsmitteln in der Pädiatrie große Bedeutung. Es ist angebracht, eine Eliminationsdiät, ohne die vermuteten Allergene, etwa 8–10 Tage zu verabreichen, nach diesem Zeitraum wird oder werden dann die Allergene zugesetzt.

Symptome treten bei einer Typ I-Nahrungsmittelüberempfindlichkeit innerhalb 2 h auf. Wenn keine Reaktion innerhalb 24 h zu beobachten ist, sollte die Dosis täglich um das Zweifache erhöht werden, bis maximal 8000 mg des getrockneten Nahrungsmittels erreicht sind. Diese Menge entspricht in etwa 100 mg Nahrungsmittel in angefeuchtetem, aufgelösten Zustand. Die Interpretation eines Expositionsversuches zur Diagnostik ist durch den Zeitraum bis zum Auftreten der Symptome nach Allergeningestion erschwert, der 12 und mehr Stunden betragen kann. Die in früheren Jahren offensichtlich überbewertete Tachykardie nach Ingestion ist kein sicheres pathognomonisches Symptom zum Nachweis einer peroralen Sensibilisierung, da jede Nahrungsaufnahme normalerweise zu einer Pulsbeschleunigung von etwa 2–10 Schlägen führt, bei Ingestion eines Allergens kaum mehr als 14 Schläge.

Eine einmalige, sicher positive Reaktion ist eindeutig und braucht nicht wiederholt zu werden. Fehlende Reaktionen auf 8 000 mg eines verabreichten Nahrungsmittels zeigen, daß dieses in der Diät problemlos eingebaut werden kann.

Röntgenologische Exposition

Eine Ergänzung der peroralen Exposition durch Röntgenologie ohne bzw. mit verdächtigtem Nahrungsmittelallergen bei liegender Duodenalsonde und mit Bewertung des Schleimhautbildes, des Flüssigkeits- und Schleimgehaltes der Schleimhaut des Tonus mit Kontraktionen und der Motorik (Wärme) ist ohne gute Zusammenarbeit mit einem Röntgenologen technisch und diagnostisch schwierig.

Eliminationsdiät, Allergenkarenz

Bei dem oft dubiosen Ausfall der Hautproben zur Klärung einer fraglichen Sensibilisierung vom Magen-Darm-Kanal aus sind Diätversuche von allergrößter Bedeutung, denn auch bei negativen Hautreaktionen auf ein bestimmtes, anamnestisch verdächtigtes Nahrungsmittel ist dessen klinische Aktualität noch nicht abzulehnen.

Der Aktualitätsnachweis eines Nahrungsmittelallergens bei Auslösung gastrointestinaler Beschwerden wird erbracht (Goldmann et al.).

1. Verschwinden der Symptome nach Elimination des angeschuldigten Nahrungsallergens;
2. Wiederauftreten der Symptome in 48 h nach erneuter Zufuhr;
3. Reproduzierbarkeit des Belastungsversuches;
4. Rasches Abklingen der Symptome bei wiederholtem Belastungsversuch.

Bei positivem Aktualitätsnachweis besteht die Möglichkeit, eine gezielt allergenfreie Kost zusammenzustellen, wobei dieses Allergen im Kostplan für drei Wochen weggelassen wird. Eine perorale Reexposition nach diesem Zeitraum wird bei negativem Ausfall dann erlauben, langsam und stufenweise einen Kostaufbau zu ermöglichen.

Sind gezielte Ernährungsanamnese, möglichst mit Essenstagebuch, Hauttestungen, darauf aufgebauter oraler und röntgenologischer Expositionsversuch, dreiwöchige Auslaßperiode und danach abschließende Reexposition ohne ersichtlichen therapeutischen Erfolg ausgegangen, dann ist eine cerealien-, früchtefreie oder speziell zusammengestellte allgemeine allergenarme Basiskost indiziert.

Einzelne wichtige Krankheitsbilder

Oraler Bereich

Die Beteiligung der Lippen an Hautreaktionen, aber auch primäre allergische Lippenentzündungen als Folge von Kontaktmöglichkeiten, zeigt sich als Schwellung und Rötung unter Bildung von Erosionen und Rhagaden. Nahrungsmittel haben hier wohl keine sehr große Bedeutung. Allerdings berichtete ein Patient, daß er nach Genuß von rohem und gekochtem Gemüse eine Cheilitis und eine periorale Dermatitis bekam. Andere Patienten entwickelten eine allergische Cheilitis nach Kontakt mit Orangenschalen, die sie mit den Zähnen von den Früchten abzogen. Das spezifische Antigen war hier Limonen, ein ätherisches Öl. Luptin berichtet über eine langandauernde Cheilitis nach Genuß von Kaffee, der auch einen positiven Läppchentest auf der Haut ergab.

Speiseröhre, Magen

Brechreiz, Übelkeit, Leibkrämpfe, Erbrechen, Diarrhoen sind in allen Altersstufen, besonders beim Kleinkind und beim Jugendlichen, vielsagende, differentialdiagnostisch wichtige Symptome, die unter anderem auch bei Erkrankungen außerhalb des Magen-Darm-Traktes wegweisend sind; sehr häufig werden sie jedoch auf eine Nahrungsmittelallergie bezogen. Auch bei ambulanten Erwachsenen findet man gelegentlich derartige Symptome. Es ist jedoch diagnostisch wichtig zu erfahren, ob Erbrechen mit anderen Gastrointestinalsymptomen wie Blähungen oder Durchfall kombiniert auftritt und ob diese Symptomatik bei einem anamnestisch belasteten Atopiker auftritt, der klassische Respirationsallergien und Hautsymptome (Urtikaria, Quincke-Ödem) in Zusammenhang mit gastrointestinalen Unverträglichkeiten aufweist. Von Bedeutung ist der Hinweis, daß Motilitätsstörungen im Magen-Darm-Kanal wie unbestimmtes diffuses Druckgefühl, Übelkeit, Druck im Oberbauch unter dem rechten Rippenbogen und im epigastrischen Winkel, Aufstoßen, Luftnot, Blähungen, Stuhldrang und explosionsartiger Stuhlgang in engem zeitlichen Zusammenhang mit der Aufnahme des angeschuldigten Nahrungsmittels stehen. Oft kann man auch das Symptom des sog. inneren Durchfalls beobachten. Nach der Defäkation von normal geformten Kotballen wird unter Explosion dünnflüssiger, wäßriger Stuhl unter starkem Luftabgang entleert.

Jäger unterscheidet die akute allergische Reaktion, auftretend in relativ kurzem Zeitabstand nach Genuß eines eindeutig definierten Nahrungsmittels, z.B. von Erdbeeren, von der chronisch-protrahierten Form nach regelmäßigem Genuß von Nahrungsmitteln, die in vielen Speisen als Zusätze mitverarbeitet sind. Gerade diese mimikriartigen, protrahierten Krankheitsbilder einer Magen-Darm-Allergie sind diagnostisch außerordentlich schwierig gegenüber nicht-allergischen Bildern, z.B. einer chronischen Gastritis, abzugrenzen.

Interessant ist auch die klinische Beobachtung, daß nicht allzu selten eine Milch- und Ei-Sensibilisierung nach großen Magen- oder Pankreasresektionen auftritt. Hierher gehören das alimentäre Früh- und Spätsyndrom, das "afferent loop syndrome" und die Gastritis im Resektionsmagen, die sog. Stumpfgastritis. Es ist aber nicht sicher, ob allein Sensibilisierungsvorgänge hier eine Rolle spielen. Brechreiz, Erbrechen und saures Aufstoßen können bei einem gastroösophagealen Reflux entstehen. Beim Kleinkind kann es im Rahmen dieser Innervationsanomalien zu asthmaartigen Anfällen kommen.

Es soll noch auf die klinische Bedeutung der *Milchallergie* eingegangen werden. Nach Untersuchungen über die klinische Bedeutung der Milchallergie antworteten 91 Ärzte, die Kinder und Erwachsene mit unklarer Milchunverträglichkeit untersuchten, daß 1,5% von 255000 Patienten nach klinischer Untersuchung Milchallergiker waren, während 2,3% von 180000 Patienten positiv nur bei Intrakutantests reagierten. Nichtpasteurisierte oder entrahmte Frischmilch wurde in einer Menge doppelblind verabreicht, wie sie im allgemeinen genossen wird. Die klinische Beobachtung zeigt, daß die Menge des genossenen Nahrungsmittels für eine orale Sensibilisierung außerordentlich wichtig ist. Die Sensibilisierung gegen Konservierungsmittel und Farbstoffe in alkoholischen Getränken, besonders in Wein, Bier und Likör, ist kaum schlüssig beantwortet worden, wenn auch die Zahl dieser Schädigungsstoffe und Geschmackskorrigenzien dauernd zunimmt. Kämmerer hielt es schon damals vor vielen Jahren nicht für ausgeschlossen, daß diese Gewürze mit Pollenallergenen verwandt sind und unter Umständen besonders reaktive Anaphylaktogene bzw. Allergene darstellen. Allergische Reaktionen nach Genuß alkoholischer Getränke hängen zum großen Teil von der alkoholbedingten Resorptionsbeschleunigung anderer Allergene ab. Es ist bestimmt nicht der Alkohol allein mit seiner Adjuvantienwirkung. Schon vor langer Zeit haben französische Autoren auf die Gichtanfall auslösende Wirkung bestimmter Rotweinsorten hingewiesen, die weder vom Zeitpunkt noch von der Menge des genossenen Rotweins und auch nicht vom Tanningehalt unbedingt abhängt.

Ob eine klinisch und röntgenologisch festgestellte sog. Gastritis tatsächlich allergisch ist, muß mit den geschilderten Methoden erhärtet werden, vor allem sind Anamnese mit Fragebogen, Hauttestungen und Probemahlzeit unter endoskopischer Kontrolle in einer gastroenterologischen Praxis von großer Wichtigkeit.

Der Nachweis einer allergischen Ulkusentstehung ist nicht einfach, denn das gemeinsame Auftreten allergischer Allgemeinsymptome und eines Ulkus besagt bei der Häufigkeit der radiologisch feststellbaren Magen-Duodenalgeschwüre und der bunten Symptomatik nicht viel. Dazu kommt, daß möglicherweise im Schleimhautulkus Allergene leichter resorbiert werden und den Organismus sensibilisieren können. Man sollte daher bei jedem Ulkuspatienten die Frage einer allergischen Ätiologie eingehend bearbeiten. Zahlreiche Autoren sind aufgrund klinischer Studien zu der Ansicht gekommen, daß die Allergie kein wesentlicher Faktor der Ulkusentstehung sei. So wurden z. B. 72 Allergiekranke wie Asthmatiker und Heufieberpatienten auf Erkrankungen des Magen-Darm-Kanals und 75 Patienten mit einwandfreiem Ulkus auf Symptome einer Allergie untersucht. 49% der Allergiekranken hatten zwar stärkere Magen-Darm-Beschwerden, aber nur 5,5% ein sicheres Ulkus. Nur 10% der Ulkuskranken hatten in der Anamnese

Anzeichen von Allergie. Die früher angenommene Milchallergie als Ursache bzw. Komplikation einer Ulkuskrankheit hat sich nicht sicher bewahrheitet. So wird man wohl nicht an einen maßgebenden pathogenen Einfluß von Allergien bei der Ulkusgenese glauben müssen. Trotzdem sollte bei einer kleinen Zahl von Ulkuskranken im Einzelfall die Frage nach einer allergischen Teilkomponente überlegt werden.

Durchfall

Primär in sehr vielen Nahrungsmitteln vorhandene oder vorgebildete Schockgifte bzw. Stoffe, die bei Alterungs- und Zersetzungsvorgängen zunehmen (z. B. Verschimmelung), sind beim Durchfall als wichtige ätiologische Faktoren zu berücksichtigen. Trotzdem wird der Durchfall oft einer Nahrungsmittelüberempfindlichkeit zugeschrieben, und er wird mit multiplen diätetischen Manipulationen behandelt, ohne daß man sich die Mühe macht, diagnostisch exakt vorzugehen. Die Stuhlanamnese eines Patienten mit fraglich allergisch bedingtem Durchfall sollte folgende Gesichtspunkte umfassen:

a) zeitliche Aufeinanderfolge der abnormen Stühle, verbunden mit der Gewichtskontrolle bei kalorisch ausreichender Nahrungsaufnahme;
b) zeitlicher Zusammenhang mit der Einnahme von Weizen- und Getreideprodukten, um differentialdiagnostisch eine Sprue oder Zöliakie auszuschließen;
c) Veränderungen in den Ernährungsverhältnissen, z. B. Einnahme von Medikamenten, Beziehungen der Symptome zu Eiweiß- und Kohlehydratreichtum der Mahlzeiten;
d) Zusammenhänge konsistenzveränderter Stühle mit gastrointestinalen Infekten bei vorher normaler Stuhlanamnese.

Hierher gehören eigene Beobachtungen, daß früher darmgesunde Patienten nach einer bakteriellen Infektion des Darmtraktes, z. B. nach einer Amöbenruhr, eine Sensibilisierung gegen Nahrungsmittel beobachteten.

e) Abdominale Schmerzen und Blähungen;
f) Psychische Störungen und psychische Imponderabilien.

Bei einer allergischen Ätiologie dieser Durchfallerscheinungen
können spontane Remissionen auftreten. Nach Rowe zeigen Nahrungsmittelallergien oft im Sommer eine Neigung zu spontaner
Besserung. Psychosomatische Faktoren spielen bei Durchfaller-
krankungen, besonders bei der Colitis ulcerosa, eine wichtige Rolle; nervöse Störungen sind öfter Folge als Ursache dieser oft recht
schweren konsumierenden Darmerkrankungen. Zunächst einmal
aufgedeckte psychische Traumen sollten als einer unter mehreren
ätiologischen Faktoren und nicht als alleinige Ursache angesehen
werden.

Ein Wort wäre noch über die allergischen Dyspepsien zu sagen,
wie sie besonders bei Ekzemkindern und -kleinkindern beobachtet
werden. Diese alimentären Darmstörungen des Kleinkindes im
Verlauf allergischer Erkrankungen besonders der Haut bieten
nicht selten auch das Bild schwerer Intoxikationen und führen oft
zu schweren Dystrophien. Bei akuten Formen kommt es zum Bild
des sog. anaphylaktischen Schocks. Bei solchen Ekzemkindern besteht meistens eine ausgesprochene Allergie gegen Milch, Eiklar
und Weizen.

In der Rekonvaleszenz von infektiösen Darmerkrankungen, vor
allem der Ruhr, beobachtet man hie und da Nachkrankheiten, die
höchstwahrscheinlich allergischer Natur sind. Darauf wurde schon
hingewiesen.

Migräne und Nahrungsmittelallergie

Im allgemeinen wird der Patient mit anfallsartiger Kopfschmerz-
symptomatik seinen Hausarzt, den Arzt für Allgemeinmedizin, einen Internisten oder allenfalls einen Neurologen aufsuchen. Wenn
nun gewisse Hinweise auf eine Nahrungsmittelsensibilisierung gegeben sind, dann erfolgt die Überweisung zu einem Allergologen.

Kämmerer hat sich schon 1925 mit der Frage einer allergischen
Genese mancher Migränefälle beschäftigt. Storm van Leeuwen
schreibt etwa um die gleiche Zeit, es sei „sicher", daß „alimentäre
Faktoren" vorhanden seien. In älteren amerikanischen Arbeiten
finden sich Beiträge für die Auffassung von Migräneanfällen als
allergische Zustände. So fanden sich bei 82% der Vorfahren von
Migränekranken Heufieber, Asthma, Urtikaria, Neurodermitis,
81% der Patienten selbst waren gleichzeitig an der einen oder an-

deren obigen Allergie erkrankt. Häufig kann es sich um eine spezifische Sensibilisierung gegen bestimmte Nahrungsmittel handeln wie Milch, Ei, Fisch, Nüsse. In einer neuen britischen Arbeit (Monran et al.) wird eine Reihe von Patienten vorgestellt, bei denen eine Befreiung von Migränebeschwerden nach Entzug bestimmter Nahrungsmittel (Milch, Eier, Rohprodukte aus Weizen, Roggen, Mais etc.) bekannt geworden ist.

Urtikaria

Die Urtikaria ist ein verbreitetes Krankheitsbild, das den klinischen Allergologen, den Internisten, Dermatologen und vor allem auch den Psychosomatiker beschäftigt. 10 bis 20% der Bevölkerung sind in ihrem Leben irgendwann einmal von der Nesselsucht befallen. Während die *akute Urtikaria,* die definitionsgemäß weniger als sechs Wochen dauert, häufiger bei Kindern und jugendlichen Erwachsenen auftritt, von selbst wieder langsam zurückgeht und meist durch eine allergische Reaktion oder durch einen akuten Infekt verursacht wird, hält die *chronische Urtikaria* mehr als sechs Wochen an und befällt im allgemeinen Frauen im mittleren Lebensabschnitt; bei annähernd 80% ist keine Ursache zu finden. Meist kommen die Patienten von einem praktischen Arzt, gelegentlich auch vom Dermatologen, der entsprechende serologische Voruntersuchungen bereits durchgeführt hat, die negativ bzw. ohne Bezug zum Krankheitsbild gewesen sind. Der klinische Allergologe soll dann versuchen, eine allergische Ursache herauszufinden. Nachfolgend sind kurz die verschiedenen Urtikariaformen entsprechend der Anamnese und der klinischen Symptomatik dargestellt.

1. *Urtikaria vom anaphylaktischen Typ I*

Die anaphylaktische Typ I-Überempfindlichkeitsreaktion ist der häufigste immunologische Mechanismus, der eine akute Urtikaria erzeugt. Die häufigsten Antigene sind Nahrungsmittel (besonders Fisch, Beerenobst, Nüsse, Eier und Schokolade), Medikamente (bevorzugt Penicilline und Sulfonamide), Insektenstiche und Tierfedern bzw. -haare und Mundspeichel der Tiere. Es kommt immer wieder vor, daß Menschen aller Altersgruppen, nicht nur Kinder, sich von Haus- und Schoßtieren ablecken und kosen lassen; sie klagen dann über das Auftreten von Nesselsuchtquaddeln, nicht nur an den Berührungsstellen des Speichels, sondern am ganzen Körper.

Die spezielle ätiologische Diagnostik der allergischen und nichtallergischen Urtikariaformen sollte folgendermaßen ablaufen:

- sorgfältige *Anamnese* unter Berücksichtigung der Essensgewohnheiten;
- Anlage eines Symptomentagebuchs.
- „Allergen"standard-Karenzdiät: Meidung des suspekten Medikaments oder Nahrungsmittels einschließlich der Nahrungsmittel mit seltener Allergenität;
- Eliminationsdiät: Nacheinander Weglassen verdächtiger Stoffe (Dauer bis zu 3 Wochen)
- Suchdiät: Zulage von Lebensmittelgruppen bei allergenarmer Grunddiät. Die Durchführung einer kontrollierten, doppelblinden Allergenexposition ist zu Hause problematisch.
- Physikalische Provokationsmethoden: Eiswürfeltest (5–10 min), nach Wiedererwärmung Auftreten von Quaddeln innerhalb 15–20 min, Anstrengungstest (Springen, Stuhlhüpfen), Mecholyl-Hauttest (Doryl), Drucktest (7–14 kg Gewicht an Arm und Schulter).

Es soll vor allem versucht werden, Berufs-, Gewerbeallergene von Hobbywerkstoffen abzutrennen.

2. *Anaphylaktoide Urtikaria*

Immunologische oder biochemische Mechanismen ohne sichere Antigen-Antikörperbeteiligung sind die auslösenden Faktoren. Hierher gehört das *hereditäre Angioödem* mit der klinischen Charakteristik rekurrierender Anfälle schmerzhafter Angioödeme der Haut (Lippen, Rumpf, Nacken), Schleimhäute des oberen Respirations- und des Gastrointestinaltraktes. Die Läsionen zeigen keine urtikariellen Charakteristika, sind ohne Juckreiz und dauern 2–4 Tage. Es handelt sich um ein autosomal-dominant vererbbares Krankheitsbild, das auf den Mangel oder auf eine Fehlfunktion des C_1-Esteraseinhibitors zurückzuführen ist. Histaminurtikaria kann durch Medikamente (Röntgenkontrastmittel, Opiate, Antibiotika wie Tetrazyklin oder Polymyxin, vasoaktive Medikamente

wie Atropin und Amphetamin, Gallensalze, Dextranverbindun-
gen), durch Nahrungsmittel (Eiweiß, Zitrusfrüchte, Tomaten, Erdbeeren, Hummer) ausgelöst werden. Aspirin kann nicht nur primäre Ursache einer Urtikaria sein, sondern verstärkt auch eine Urtikaria aus anderer Ursache, etwa nach Genuß Tartrazin-geschönter
und mit Azofarbstoffen gefärbten sowie mit Benzoatsäure korri-
gierten Nahrungsmitteln. Vielleicht gehört auch die anstrengungsinduzierte Urtikaria, nach körperlichen Anstrengungen, bestimmten Sportarten wie Laufen in verschiedenen Varianten und Ball-
spielen, gelegentlich kombiniert mit Reaktionen des Respirations-
und Gastrointestinaltraktes (Kleinhans), hierher.

3. *Physikalische Urtikariaformen*

Hierher gehört die erworbene, idiopathische und Kälteurtikaria,
die mehr bei Erwachsenen auftritt, obwohl an sich jede Altersgrup-
pe und jedes Geschlecht erkranken kann. An die Auslösung durch
anomale Proteine mit kälteabhängigen Eigenschaften (Kälteagglu-
tinine) muß gedacht werden.

4. *Wasserurtikaria*

Das ist ein außerordentlich schwieriges Kapitel. Die Wasserurtika-
ria ist bei einigen Patienten nach Kontakt mit Wasser, unabhängig
von dessen Temperatur, beobachtet worden. Die Läsionen treten
kurz nach Wasserkontakt auf und bestehen aus kleinen, juckenden
Papeln, die der cholinergischen Urtikaria sehr ähneln. Jugendliche
Patienten – um solche handelt es sich meistens – können nach dem
Besuch eines Hallenschwimmbades zu derartigen Urtikaria-
schüben neigen. Es ist durchaus möglich, daß es sich hier um eine
Überempfindlichkeit gegenüber Desinfizienszusätzen zum Wasser
handelt. Testungen mit Desinfizienzien sind sinnlos, da die entsprechenden Konzentrationen nicht bekannt sind und auch nicht
bekannt gegeben werden. Ich habe versucht, mir in meiner Poliklinik Wasser aus den entsprechenden Schwimmbädern mitbringen
zu lassen und habe über Nacht unter Guttapercha einen entsprechenden Dunstverband angelegt. Am nächsten Morgen konnte
man bei der Abnahme des Verbandes Quaddelreaktionen feststellen. Die gleichen Beobachtungen – das gehört allerdings in das Kapitel über Augenkrankheiten – hat man auch an den Augen ge-

macht. Die Augenärzte können immer wieder beobachten, daß bei
ihren Patienten nach dem Besuch von Hallenschwimmbädern juk-
kende Rötungen und Schwellungen der Augenlider auftreten.
Auch hier handelt es sich um das Äquivalent einer sog. Wasserur-
tikaria.

5. *Anstrengungsurtikaria*

Diese Urtikariaform ist charakterisiert durch generalisierte jucken-
de Eruptionen mit multiplen Quaddeln von 1–3 mm Durchmesser,
umgeben von geröteten Fleckenbildungen. Sie tritt unmittelbar
oder innerhalb weniger Minuten nach Hitzeexposition, emotiona-
lem Streß oder überdurchschnittlichen Anstrengungen (Treppensteigen, Seilhüpfen, Reiten und Radfahren) auf. Diese Form der
Anstrengungsurtikaria sind auch als *cholinerge Urtikaria* bezeichnet; es kommt zur Histaminfreisetzung durch Acetylcholin aus
cholinergen sympathischen Nervenfasern. Ich habe Patienten gesehen, die eine schwere Anstrengungs- und Druckurtikaria im Bereich der Fußsohlen aufwiesen, aufgetreten nach längerem Mar-
schieren und Laufen. Es handelt sich um eine Mecholyl-(Metacho-
lin-)Urtikaria. Pichler et al. sprechen von einer „anstrengungsindu-
zierten Anaphylaxie", aufgetreten nach Jazztanzen (ab 20 min),
Handball, Fußball, Skifahren (nach 5–20 min), Reiten, Wandern
und Landarbeit. Zusätzliche Faktoren sind schwüles Wetter, Alkohol, reichliches Essen. Als Symptome wurden von den Autoren
Juckreiz, Urtikaria (an Handinnenflächen, Fußsohlen), Schluck-
störungen mit Erbrechen, Kollaps (Beginn mit Kribbeln, Wärme-
gefühl und Urtikaria) angegeben.

Therapeutische Vorschläge:
In dringenden Fällen Adrenalin 1 : 1 000, 0,3–0,5 mg s.c. Antihistaminika, eventuell prophylaktisch vor körperlichen Belastungen,
Ketotifen oder Cromoglicinsäure; modifizierte Expositionspro-
phylaxe ist sehr wichtig.

6. *Druckurtikaria*

Diese Urtikariaform tritt an Körperstellen auf, an denen enge Be-
kleidungsstücke getragen werden, wie eng anliegende Unterwäsche
mit Gummizug, enge Handschuhe, Rucksackriemen im Bereich
der Schultern, schwere Taschen an den Handinnenflächen im Be-

reich des 2.–4. Fingermittelgliedes. Die Schwellung hält 8–24 h an.

7. *Psychogene Urtikaria*

Treffender spricht man hier von psychogenen Faktoren, die eine bereits bestehende Urtikaria anderer Ursache verschlechtern können. Ob psychogene Faktoren oder auch psychologische Einflüsse allein die primäre Ursache einer Urtikaria sein können, ist unbekannt; dazu benötigt man einen Psychosomatiker. Ängstlichkeit und emotionale Streßfaktoren spielen häufig eine viel größere Rolle bei chronischer Urtikaria als man früher angenommen hatte, aber da die eigentliche Verursachung häufig nicht gefunden wird, ist es außerordentlich schwierig zu unterscheiden, ob diese psychogenen Faktoren primärer oder sekundärer Natur sind.

Bei Integration einer Allergie-Poliklinik in den größeren Rahmen einer allgemeinen Poliklinik mit psychosomatischer Abteilung können diese Patienten jeweils dorthin überwiesen werden.

Innere Medizin und Neurodermitis

Die meisten Patienten mit fraglich allergischen Hautaffektionen werden wohl zu einem allergologischen Dermatologen gehen; wenn aber zusätzlich noch internistische Beschwerden möglicher allergischer Genese vorliegen, dann wird ein internistischer Allergologe zugezogen werden.

Die atopische Neurodermitis ist die kutane Komponente einer Gruppe von Krankheiten mit Soforttyp-Reaktion, die auch die allergische Rhinokonjunktivitis und Asthma bronchiale einschließt; sie kann in allen Altersgruppen auftreten, entweder allein oder assoziiert mit anderen atopischen Krankheiten. Die Diagnose basiert auf dem klinischen Verlauf und dem Nachweis anderer atopischer Befunde.

Nach der Altersstufe des ersten Auftretens und dem weiteren Verlauf kann man drei klinische Stadien unterscheiden:

1. *Infantiles Ekzem:* 2. Lebensmonat bis zu 2 Jahren;

2. *Kindliches Ekzem:* Chronisch und klinisch hartnäckiger als das infantile Ekzem, vom 2.–12. Lebensjahr;

3. *Adoleszenten- und Erwachsenenekzem:* Auftretend zwischen 12
und 20 Jahren oder fortdauernd vom klinischen Ekzem, es besteht eine ausgesprochene Neigung zur Chronizität.

Von der Neurodermitis und den altersabhängigen Verlaufsva-
rianten als Teilsymptom des atopischen Symptomenkomplexes mit
klinischen Beziehungen zur inneren Medizin, Ophthalmologie,
Gastroenterologie und HNO-Heilkunde ist die *exogene Kontaktdermatitis* abzugrenzen. Sie entsteht nach Kontakt mit extern ap-
plizierten organischen und nichtorganischen Agentien, gegen Me-
talle und deren Legierungen, besonders Nickel, Arzneimittel und
deren photoallergische bzw. -toxische Wirkungen. Der zuerst kon-
sultierte Dermatologe mit allergologischen Spezialkenntnissen
wird zu entscheiden haben, ob der Patient wegen gleichzeitig beste-
hender internistischer Symptome weiterüberwiesen werden soll.

3 Schlußbetrachtung

Das Ziel dieses poliklinischen Leitfadens allergischer Krankheiten ist dann erreicht, wenn

- der *niedergelassene Arzt* in der Allgemein- und Fachpraxis bei seinen Patienten mit unklarer, allergenverdächtiger Symptomatik seine diagnostischen und therapeutischen Grenzen sieht und aus diesem Grund die Überweisung in eine Allergiesprechstunde in die Wege leitet;
- der *Allergologe,* der *primär* Arzt für innere Medizin ist, in dieser poliklinischen Abteilung die Spezialkenntnisse besitzt und die Möglichkeit hat, andere klinische, klinisch-chemische und klinisch-serologische Einrichtungen einer großen Klinik und Poliklinik hinzuzuziehen;
- der *Patient* nach Stellung der Diagnose und der Festlegung eines Therapieplans zum erstüberweisenden Arzt mit den therapeutischen Vorschlägen zurückkehren kann;
- der *Hochschullehrer* seine allergologischen Erfahrungen in die große medizinische poliklinische Vorlesung zu Ausbildungszwecken der Ärzte integrieren kann.

Literatur

Abderhalden R (1950) Grundriß der Allergie, Theorie und Praxis. Schwabe, Basel

Adkinson J (1920) The behaviour of bronchial asthma as an inherited character. Genetics 5:363

Ammann B, Wüthrich B (1985) Bedeutung der Tierepithelien als „Hausstauballergene". Dtsch Med Wochenschr 110:1239–1245

Baenkler HW (1981) IgE-Nachweismethoden. In: Nolte D (Hrsg) Allergiediagnostik. Dr. Feistle, Deisenhofen, S 29–34

Baenkler HW, Scheiffarth F (1984) Diagnostik und Therapie von Immunkrankheiten. Schattauer, Stuttgart New York

Bastiaans J, Groen J (1954) Psychogenesis and psychotherapy of bronchial asthma. In: Modern trends in psychosomatic medicine, Chapt 15. Butterworth, London, S 242–268

Baur X (1981) Das belastungsinduzierte Asthma bronchiale. Dtsch Med Wochenschr 106:301–304

Bazaral M, Orgel AH, Hamburger RN Genetics of IgE and allergy: serum IgE levels in twins. J Allergy clin Immunol 54:288

Berdel D (1985) Ab welchem Alter kann ein Kind getestet werden? Vortrag Kongreß Ärztl Arbeitsgemeinschaft angew Allergologie, Krefeld 1./4. 5. 1985

Berger M (1977) Psychosomatik des Kindesalters. In: Bock HE, Gerok W, Hartmann F, Freyberger H (Hrsg) Klinik der Gegenwart. Psychosomatik des Kindesalters und des erwachsenen Patienten, Bd IX. Urban & Schwarzenberg, München, S 553–611

Bischoff E, Krause-Michel B, Nolte D Zur Bekämpfung der Hausstaubmilben in Haushalten von Patienten mit Milbenasthma. 1. Mitt Allergologie 9:448

Boor C de (1965) Zur Psychosomatik der Allergie insbesondere des Asthma bronchiale. Klett, Bern Stuttgart

Christ P, Michel H, Rosenthal P (1984) Arzneimittelallergie. In: Rahn K (Hrsg) Erkrankungen durch Arzneimittel, 3. Aufl. Thieme, Stuttgart New York, S 40–99

Christ P, Rosenthal P (1984) Atmungsorgane. In: Rahn K (Hrsg) Erkrankungen durch Arzneimittel, 3. Aufl. Thieme, Stuttgart New York, S 199–229

Cooke RA, Veer A van der (1916) Human sensitization. J Immunol 1:201

Dal Bo S (1951) Allergic-infectious conditions of the upper respiratory tract. In: Grumbach AS (Hrsg) Erster Internationaler Allergiekongreß, Zürich 23.–29. 9. 1951. Karger, Basel New York, S 855–858

Dishoeck HAE van, Franssen MGC (1957) The incidence and correlation of allergy and chronic maxillary sinusitis. Pract otorhino-laryng 19:502

Edfors-Lubs ML (1971) Allergy in 7000 twins pairs. Acta allerg 26:249–285

Edfors-Lubs ML (1983) Genetic aspects of atopic disorders. J Asthmol 20:61–66

Editorial (1985) Erhaltung der Umwelt – „Macht die Berliner Luft Kinder krank?" Berl Ärztebl 98:285

Enzmann H, Rieben FW (1983) Rhinosinusitis polyposa und Analgetikaintoleranz (Aspirinintoleranz). Laryngologie, Rhinologie, Otologie 62:119

Feinberg SM (1940) Nomenclature and classification of allergic disorders. JAMA 114:2126

Finnegan MJ (1984) The sick building syndrome. Brit Med J 289:1573

Freedman PM (1981) Skin testing in farmer's lung disease. J Allergy clin Immunol 67:51

Freyberger H (1977) Psychosomatik des Kindesalters und des erwachsenen Patienten. In: Bock HE, Gerok W, Hartmann F (Hrsg) Klinik der Gegenwart, Bd IX. Urban & Schwarzenberg, München, S 527–731

Fritze E (1983) Anamnese. In: Fritze E (Hrgs) Lehrbuch der Anamneseerhebung und allgemeine Krankenuntersuchung, 3. überarb Aufl. Edition medizin, Weinheim Deersfield Beach, Fla Basel, S 5–65

Fuchs E (1986) Inhalative „allergisierende" Stoffe (Allergene) am Arbeitsplatz. Eine Übersicht. Allergologie 9(11):464–468

Fuchs E (1979) Allergische Atemwegsobstruktion (allergisches – extrinsic – Asthma bronchiale). In: Schwiegk H (Hrsg) Handbuch der inneren Medizin, 5. Aufl, Bd IV 2. Springer, Berlin Heidelberg New York, S 543–673

Goldmann AS, Sellars BA et al. (1963) Milk allergy. II. Skin testing of allergic and normal children with purified proteins. Paediatrics 32:572

Gronemeyer W, Fuchs G (1967) Krankheiten durch inhalative Allergen-Invasion. In: Hansen K, Werner M (Hrsg) Lehrbuch der klinischen Allergie. Thieme, Stuttgart, S 122–167

Grove RC, Cooke RA (1933) Etiology and nature of chronic hyperplastic sinusitis. Arch Otolaryngol 18:622

Grove RC, Farrior JB (1939) Chronic hyperplastic sinusitis in allergic patients. A bacteriologic study of two hundred operative cases. J Allergy 11:271

Hartmann AL, Wüthrich B, Deflorin-Stolz R, Helfenstein W, Hewitt B, Guerin B (1985) Atopic screening: Prick-Multitest, Gesamt-IgE oder RAST? Schweiz med Wschr 115:466–476

Hilpert P (1977) Asthma bronchiale. In: Bock HE, Gerok W, Hartmann F (Hrsg) Klinik der Gegenwart, Bd V. Urban & Schwarzenberg, München, S E431–E452a

His W Jr (1911) Geschichtliches und Diathese in der inneren Medizin. Verh dtsch Ges inn Med 28:15

Hoigné R, Stocker F, Middleton P (1983) Epidemiology of drug allergy: drug monitoring. In: Weck AL de, Bundgaard H (eds) Allergic reactions to drugs. Handbook of Experimental Pharmacology, vol 63. Springer, Berlin Heidelberg New York Tokyo, pp 187–205

Herxheimer H (1946) Hyperventilation asthma. Lancet I:83

Heydenreich A (1975) Innere Erkrankungen und Auge. Enke, Stuttgart

Hoff H, Krauland-Steinbereithner F (1956) Die vegetative Dystonie. In: Bock HE, Gerok W, Hartmann F (Hrsg) Klinik der Gegenwart, Bd II. Urban & Schwarzenberg, München, S 363–387

Hofmann D (1985) Klinische Diagnostik bei Kindern mit allergischen Erkrankungen. In: Werner M, Ruppert V (Hrsg) Praktische Allergiediagnostik, 4. überarb erweit Aufl. Thieme, Stuttgart New York, S 203–217

Jaeger L (1983) Klinische Immunologie und Allergologie, 2. völlig überarb u erg Aufl. Fischer, Stuttgart

Jorde W, Schata M, Tschaikowski KL (1985) Häufige und seltene (unerwartete) Allergene in Nahrungsmitteln. In: Schmutzler W, Dustri Dr (Hrsg) Nahrungsmittelallergie. Feistle, München-Deisenhofen, S 80–82

Jores A, Kerékjártó M v (1967) Der Asthmatiker. Huber, Bern

Kämmerer H (1926 1. Aufl; 1934 2. Aufl) Allergische Diathese und allergische Erkrankungen. Bergmann, München

Kämmerer H, Michel H (1956) Allergische Diathese und allergische Erkrankungen, 3. verm u. verb Aufl. Bergmann, München

Kinsmann RA, Dirks JE, Jones NF, Dahlem NW (1980) Anxiety reduction in asthma: four catches to general application. Psychosom Med 42(4):397–405

Kleinhans D (1987) Anstrengungsinduzierte Urtikaria und Anaphylaxie. Med Klin 82(3):103–104

Krempl-Lamprecht L (1983) Pilzsporen als Allergene. GIT-Suppl 3(5):39–40

Kurvits J (1976) Grundlagen des RAST. In: Die Bedeutung des RAST in der praktischen Allergie-Diagnostik. Ärztl Arbeitsgemeinschaft für angew Allergologie, in Zusammenarbeit mit Deutsche Pharmacia GmbH (Hrsg), S 11–18

Lader M, Kendell R, Kasriel J (1974) The genetic contribution to unwanted drug effects. Clin Pharmacol Ther 16:343

Lupton ES (1961) Cheilitis due to coffee. Arch Dermatol 84:798

Marsh DG, Bias WB, Ishizaka K (1974) Genetic control of basal serum immunoglobulin E level and its effect on specific reaginic sensitivity. Proc nat-Acad Sci USA 71:3588

Marsh DG, Hsu SH, Hussain R, Meyers DA, Freidhoff FL, Bias WB (1980) Genetics of human immune response to allergens. J Allergy clin Immunol 65:322

Matthys H (1982) Pneumonologie. Springer, Berlin Heidelberg New York

Michel H (1980) Die allergische Diathese. In: Filipp G (Hrsg) Allergologie. Werk-Verlag Dr E Banaschewski, München-Gräfelfing, S 11

Michel H (1985) Voraussetzungen, Indikationen und Kontraindikationen für Allergenhauttestungen. In: Werner M, Ruppert V (Hrsg) Praktische Allergiediagnostik, 4. überarb u erweit Aufl. Thieme, Stuttgart, S 41–52

Michel H (1971) Berufs- und Gewerbeallergie. In: Bock HE, Gerok W, Hartmann F (Hrsg) Klinik der Gegenwart, Bd IX. München, Urban & Schwarzenberg, S 395-E, 406 a

Monra J, Carini C, Brostoff J (1984) Migraine is a food-allergic disease. Lancet (II):719

Mygind N (1978) Nasal allergy. Blackwell Scientif Publ, Oxford

Norman PS, Lichtenstein LM (1974) Allergic rhinitis. In: Samter M (ed) Immunological diseases, vol II. Little, Brown a Comp, pp 832–852

Norman PS, Lichtenstein LM, Ishizaka K (1973) Diagnostik tests in ragweed hayfever. J Allergy clin Immunol 52:210

Norman PS, Marsh DG, Tignall J (1976) Stability of allergenic extracts diluted for testing. J Allergy clin Immunol 57:221

Oehling A (1980) Nahrungsmittelallergien. In: Filipp G (Hrsg) Allergologie, Bd I. Werk-Verlag Dr Banaschcwski, München-Gräfelfing, S 122–143

Pepys J (1975) Atopy. In: Gell PGH, Coombs RRA, Lachmann PJ (Hrsg) Clinical aspects of immunology, 3rd ed. Blackwell, Oxford London Edinbourgh Melbourne, pp 877–902

Pfaundler J v (1947) Erbpathologie der Diathesen, betrachtet vom pädiatrischen Standpunkt. In: Rudder B de (Hrsg) Biologische Allgemeinprobleme der Medizin. Konstitution – Diathese – Disposition. Springer, Berlin Heidelberg, S 195–254

Pichler WJ, Pichler C, Helbing A (1987) Anstrengungsinduzierte Anaphylaxie. Schweiz med Wschr 117:9–16

Reichel G (1986) Obstruktive Atemwegserkrankung aus chemisch-irritativer und toxischer Ursache. Allergologie 9:469–473

Ring J (1985) Diagnostische Probleme bei Nahrungsmittelallergien. In: Schmutzler W (Hrsg) Nahrungsmittelallergie. Dustri, München-Deisenhofen, S 55–64

Ring J (1981) Angewandte Allergologie, 6. Folge, Urtikaria. Münch med Wschr 123:64–67

Rose B, Hogg JC, Macklem P (1978) The pathogenesis of bronchial asthma. In: Samter M (ed) Immunological diseases, vol II. Little Brown Comp, pp 852–867

Samter M, Zeitz HJ (1978) The aspirin triad and the prostaglandins. In: Samter M (ed) Immunological diseases. Little, Brown Comp, pp 900–916

Sennekamp P (1984) Exogen allergische Alveolitis und allergische bronchopulmonale Mykosen. In: Müller RW, Ferling R (Hrsg) Bücherei der Pneumologen, Bd 10. Thieme, Stuttgart New York

Sherman WB (1971) The atopic diseases – Introduction. In: Samter M (ed) Immunological diseases, 2nd ed. Little Brown Comp, Boston

Sibbald S (1981) A family study approach to the genetic basis of asthma. PhD Thesis, University of London

Siebeck R (1939) Das Nervensystem und die vegetativen Funktionen. In: Bergmann G v, Staehelin R (Hrsg) Handbuch der inneren Medizin, 3. Aufl, Bd V 1. Springer, Berlin Göttingen Heidelberg

Szczeklik A (1983) Analgesics and nonsteroidal anti-inflammatory drugs. In: deWeck AL, Bundgaard H (eds) Handbook of Experimental Pharmacology, vol 63. Springer, Berlin, pp 277–298

Schade H (1967) Allergie und Genetik aus klinischer Sicht. In: Hansen K, Werner M (Hrsg) Lehrbuch der klinischen Allergie. Thieme, Stuttgart, S 26–43

Schade H (1964) In: Becker PE (Hrsg) Humangenetik, Bd III/1. Thieme, Stuttgart, S 551–606

Schnyder UW (1955) Neurodermitis und Allergien des Respirationstraktes. Dermatologica 110:289

Schnyder UW (1976) Allergie und Genetik aus klinischer Sicht. In: Letterer E, Gronemeyer W (Hrsg) Allergie- und Immunitätsforschung. Verh Dtsch Ges f Allergie- u Immunforsch, IX Kongreß, Bd III. Schattauer, Stuttgart New York, S 27–33

Schnyder UW (1960) Neurodermitis – Asthma – Rhinitis. Eine genetisch-allergologische Studie. Suppl ad Acta Genet Stat Med 10, et ad Int Arch Allergy 17

Schwartz HJ (1952) Heredity in bronchial asthma. Acta allerg 5 (Suppl 2)

Storm v Leeuwen W (1926) Allergische Krankheiten. Springer, Berlin

Thiel H (1985) Berufsbedingte obstruktive Atemwegserkrankungen. Atemwegsallergien vom Soforttyp. Atemw-Lungenkrkh 11:297–302

Thiel H (1983) Allergische Atemwegsobstruktion als berufsbedingte Lungenerkrankung. Atemw-Lungenkrkh 9:382–388

Thommen AA (1931) Hay fever. In: Coca AF, Walzer M, Thommen AA (eds) Asthma and hay fever in theory and practice. Thomas, Springfield Ill

Ulmer W (1987) Smog-Alarm. Was raten Sie Ihren Risikopatienten? Med Trib 1987 (4)3

Veltman G (1960) Zur Frage der wiederholten Hauttestungen bei Nachbegutachtungen. Berufsdermatosen 16:109

Voorhorst R, Spieksma F Th, Varekamp H (1963) Development of the atopic syndrome in a group of patients with (atopic) constitutional dermatitis. Acta allerg 18:56

Voorhorst R (1962) Basic facts of allergy. HE Stenfort Krose N.V., Leiden

Werner M (1985) Einführung in die Allergiediagnostik. In: Werner M, Ruppert V (Hrsg) Praktische Allergiediagnostik, 4 überarb u erweit Aufl. Thieme, Stuttgart, S 1–12

Werner M (1967) Klinische Diagnostik bei allergischen Krankheiten. In: Hansen K, Werner M (Hrsg) Lehrbuch der klinischen Allergie. Thieme, Stuttgart, S 485–514

Werner M (1960) Der intestinale Expositionstest bei Nahrungsmittel-Allergien. Internist 1:202–211

Wortmann F (1987) Was ist eine allergische Krankheit? Allergologie 10:2–6

Wüthrich B (1975) Zur Immunpathologie der Neurodermitis constitutionalis. Huber, Bern

Zenner HP (1978) Die ausführliche Anamnese – ein entscheidendes Instrument der Allergiediagnostik. Allergologie 1:117–120

Sachverzeichnis

109